医療とは何か

現場で根本問題を解きほぐす

行岡哲男
Tetsuo Yukioka

河出書房新社

目次

はじめに　9

プロローグ　「私」の「たらい回し」事件　12

第一章　「病気」とは何か　33

1　老いと病　33
（1）老いは致し方ない
（2）病という不条理
（3）「人願へば天従ふ」

2　病気の三つの構成要素　38
（1）身体の不都合と不条理感
（2）「なぜ私に、こんなことが」——自己了解の変様の要請
（3）自己了解とその変様を支えるもの——他者承認という心柱

第二章　医療はどう移り変わってきたか　52

1　治療がない時代の医療――養生としての医療　53
（1）五賢帝時代から一八世紀までの医療
（2）養生の意味――欲望と身体
（3）名医ケサリード――医療者としてのシャーマン

2　治療のための医学と医療の時代――一九世紀から二〇世紀へ　71
（1）一六三九年一〇月一六日
（2）細菌学から、外科治療へ
（3）病因除去を目指す医療

3　二〇世紀の医学・医療――その進歩と混迷　81
（1）二〇世紀前半――医学・医療の輝き
（2）二〇世紀後半――医学・医療の光と影、そして社会とのきしみ
（3）絶望としての良医・里見脩二

第三章　医療を哲学する――現象学と言語ゲームを手がかりに　93

1 なぜ、現象学が必要なのか 94
（1）客観から主観へ
（2）「正しい判断」が不可能だという事実
（3）「正しい判断」が不可能なら、どうすればよい？
2 言語ゲームとしての医療――そのルール変更 101
（1）言語ゲームとは何か
（2）言語ゲームとしての手術
3 パラダイムシフト――言語ゲームのルールの大改訂 109
第四章 新たなパラダイムの芽 112
1 二〇世紀の医学・医療の王道――確実な状況下での意思決定 112
2 「不確実な状況下での意思決定」――パラダイムシフトの萌芽 115
（1）時間がないということ
（2）「新しい外傷外科」への道
（3）パラダイムシフトの萌芽

3　医療のパラダイムシフトへの確実な第一歩――『トップナイフ』　124
（1）『トップナイフ』とは何か
（2）『トップナイフ』の意義はどこにあるのか
4　医療のパラダイムシフトの広がり　135
（1）確率論の限界と可能性
（2）「正しい判断」が期待を裏切るとき
（3）「正しい判断」は不可能という常態

第五章　「正しいと確信する判断」はいかにして可能か　144

1　確信成立のための二つの条件　144
（1）「X君だ」という確信成立の条件
（2）医療における確信成立――「川崎病」の例
（3）コミュニケーション――確信を伝えるということ
2　人の営みの社会的な広がり――「納得を確かめ合う言語ゲーム」へ　158
（1）恥と誇りの本質と人の社会性について

（2）自己価値が他者承認されるということ——社会的営みを言語ゲームで読み解く
（3）「納得を確かめ合う言語ゲーム」とは何か
3　「納得を確かめ合う言語ゲーム」における信頼　176

第六章　これからの医療のかたち　182

1　医療における「確かめ合い」の具体像　182
（1）確かめ合いによる納得の共有：online commentary
（2）確信を欠いたままの診療の展開
（3）個別的な診療（「納得を確かめ合う言語ゲーム」）から社会的な合意形成へ
（4）最期の診察
2　これからの医療　211

エピローグ　「私」の確信　214

あとがき　218

本文図表作成：神保由香

医療とは何か

はじめに

二〇世紀の医療は飛躍的な進歩をとげ、それ以前とは比べようもない大きな恩恵を世の人々にもたらしました。これは医学や科学技術の進歩の結果と考えられがちですが、実は認識論的な一工夫がとても大事な役割を担っています。〝一工夫〟と表現しましたが、置き換え、すり替え、より批判的にはトリックとも表現できます。

具体的には、本来は全く異なる「正しい判断」と「確実な状況下での意思決定」を近似等号（≒）でつなぎ、両者の違いを曖昧さのベールで包み、同じように取り扱えるようにする、さりげないトリックです。この置き換え自体には故意や悪意はないのですが、批判的検証を欠いたことで、医療現場で「正しい判断」が可能であるという誤解が世に広がっていきました。これこそが医療の根本問題である、というのが本書の起点であり、結論でもあります。

医師が「正しい判断」を下すのは当たり前ではないか、そうでないと治療などできないではないか、そのような声が聞こえてきそうです。しかし、この発想がかのさりげない認識論的なすり替えに由来し、二〇世紀の医療を行き詰まらせる元凶です。

二〇世紀の医療は輝かしい成果にもかかわらず、内に蔵したこの欠陥により必然的に行き詰まりました。患者や社会の人々には、「正しい判断」にもかかわらず結果が好ましくないことがあるという医療の不確実性への疑問と不信がつのります。同時に医療者（医師・看護師・薬剤師・救急救命士などの専門職として医療に従事する人たち）には、医療の不確実性への社会の理解の乏しさに不安が広がります。増大する不信や不安は、医療現場における紛争の多発という、世界であまねくみられる混乱へとつながります。

医療の不確実性とはそもそもどういうことかを、とことん考えるのを邪魔してきたのも「正しい判断」という発想です。そろそろ、この問題を根本から解きほぐし、その先にあるこれからの医療を考える時期にあると思います。

私は二〇世紀最後の四半世紀に、救急医療、それも生命に脅威がおよぶ重症救急患者への専門的診療を行う救命救急センターに勤務しました。この現場では、「不確実な状況下での意思決定」が強いられ、「正しい判断」の不可能性が明らかでした。ここから見上げる遥か雲の上で交わされるこれまでの医療論は、現代医療の欠陥の本質を摑み取っていないと感じてきました。このことに歯がゆさを覚え、医療をその現場で徹底的に掘り返し、その芯を取り出して医療論として書きまとめることにしました。

私は現代医療の内側にいる医師であり、古い表現を使うなら〝体制側〟の人間です。だから現代医療を粉砕して更地にするような革命を起こすつもりはありません。しかし、二〇世紀から二一世紀へ持ち越された医療の問題を徹底的に解明し、合わせて医療の本質を解きほぐし、これからの医療がより良く育つための新たな礎を確保したいと思っています。

＊

本書では、医療現場における「正しい判断」の不可能性を論証します。そして哲学、とりわけ現象学の助けをかりて、「正しいと確信する判断」という発想を医療現場に導入することを試みます。そこに示されるこれからの医療を、「言語ゲーム」という言葉を使って素描するという大筋で進みたいと思います。

本書の内容は医療と哲学の両方にまたがるものですが、私自身が咀嚼《そしゃく》し吸収したもの以外は一切書かないことにしました。医学・医療または哲学の予備知識は全く必要ないほどに嚙み砕いたつもりです。

本書の大筋はいま述べた通りですが、まずはプロローグとしてある救急医の物語をご紹介したいと思います。これは私や私の友人（救急医）が経験した事例を断片化して再構成したものです。その意味ではフィクションというべきですが、どの街のどの救命救急センターでいつ起こってもおかしくないことです。本書はこのような医療の現場から生まれ出たものです。

では早速、主人公の「私」に登場してもらいましょう。

プロローグ　「私」の「たらい回し」事件

「私」は、医師となって二〇年。救急専門医である。後輩の医師に専門医研修の指導を行う救急指導医の資格も持っている。救命救急センター長という職責もある。

医療現場における「たらい回し」のことはもちろん承知していた。しかし、この日の勤務で「私」たちが「たらい回し」の当事者として大きく報道されることになろうとは思ってもみなかった。

＊

日曜日の朝九時から月曜朝までの二四時間勤務に入った。「私」の他に、救急専門医（八年目）が一名、加えて専門医を目指している四年目と、一年目の研修医の計四名の医師でチームを組む。頼もしい仲間である。

救急医療での「たらい回し」とは、医療機関が救急患者の診療もせずに、バケツリレーのように一人の患者を次から次へと他の病院に送るようなイメージで使われている。実際は必ずしも患者が病院間を移動しているわけではなく、患者情報のみが救急病院や消防機関の間で駆け巡ることが多い。患者は救急車に収容されても、行く先がきまらずに現場や搬送途上で待機を余儀なくされる。役所の用語では「収容先選定困難事例」であり、表現は硬いがこちらがより実態を反映している。

そもそも「たらい回し」とは、江戸時代の曲芸の一つで、葛飾北斎の「絵本隅田川両岸一覧」の一つに「たらい回し」が描かれている。胴が極端に長くデフォルメされた人物が長い竹竿を持ち、その先で「たらい」を回している。まわりで子供たちが、はしゃいでいる。患者を「たらい」に、そして救急医療を余興に重ねるこの言葉が「私」は嫌いである。

*

救命救急センターは重症救急患者のみを受け入れている。三〇病床の集中治療室があり、現在の入院患者は二九名で空床は一床のみである。午前中に前日の当直医と回診し、入院患者の病状などの申し送りをうけ、人工呼吸器の設定や、点滴・抗生物質、さらに昇圧剤の継続や修正・中止の指示を出した。回診を終え前日の当直医が帰宅した頃に、消防指令センターのホットラインが鳴り、救急患者の受け入れ要請があった。

三〇代の男性。吐血したようで、救急隊員の情報では「意識ははっきりしているが、話さない」とのこと。なにやら、わけありの様子。来院後も意識ははっきりしているが、脈は速く血圧がやや低目で、ショックの一歩手前というところ。酔ってはいないようだが、吐く息はアルコール臭が強い。貧血は明らかで、胃か十二指腸からの出血が強く疑われる。アジア系の外国人のようで片言の日本語で症状の確認はできるが、連絡先やパスポート等の質問には「ワカラナイ」という返事を繰り返すのみ。内視鏡検査が必要なことを説明したら、人懐っこい顔で「ダイジョウブ。ヤッテイル」。「〝やっている〟のはこっちで、あなたは〝受けている〟のでしょう」と言葉を返すと、「ソウ。ダイジョウブ」と口を開けて喉の奥を指差し、納得している様子。「承諾書」に署名を求めたら、Ｙｅｓとサイン。「名前を書いてよ」と言うと、「イエス、ダイジョウブ」。これ以上すれ違う会話を続けるよりも、Ｙｅｓの自署をもって同意を得たとして、内視鏡検査を急ぐことにした。動脈からの出血があれば、早く止血しないと早晩ショック状態となる。内視鏡検査には慣れているようで、体を横に向けて積極的に協力してくれる。

胃の粘膜に浅くただれたような病変はあるが、幸い止血を要するような出血はなかった。まずは薬で十分対応が可能と判断した。保険証はもとより身分を証明する書類もなく、国籍や氏名も不詳の人物を、こころよく受け入れてくれる病院はあまりない。救急車を呼ぶしか手がなかったのかもしれない。とにかく、残り一つの空床に入ってもらうこととした。週明けに医療ソーシャルワーカー（ＭＳＷ）との相談が必要になる。

＊

「僕」は一七歳。いまだ組の事務所には出入りできないが、この繁華街が根城だ。今朝、兄貴からマンションの一室に数人の仲間とともに呼び出された。兄貴が「これがトカレフじゃ」と袋から拳銃を取り出す。皆が「お〜っ」と息を呑む。「ほれ」と「僕」の向かいの仲間に拳銃が手渡された。最初は、おそるおそる両手で受け取ったが、右手でグリップを握り拳銃を目の前にかざした。腕を振り下ろし、腰を低くし銃を構えるようなしぐさをした時に、パンッという乾いた音とともに火薬のにおいが鼻を突いた。「僕」は腰の骨に衝撃を感じると同時に下腹部全体が熱くなり、思わずお腹を抱え倒れこんだ。息を吸おうとしたら、右胸に電気が走るような痛みを感じた。「僕」は、何が起こったのかわからなかった。

「バカヤロウ」。「大丈夫か」。室内は騒然となった。「おまえら、すぐ先の病院に連れていけ。

救急車なんか呼ぶな。担いでいけ」。担がれるのは「僕」らしい。銃が暴発し、「僕」は撃たれたらしい。お腹が痛い。「病院の玄関まで運んだら、すぐに帰れ。ここには戻るな」と、兄貴が叫びつつ拳銃を取り上げる。仲間は皆同い年だ。左右の肩をそれぞれ一人が抱え、別の一人が前で両足を持ち「僕」を持ち上げる。かっこ悪い姿だが、とにかく「僕」は担がれて部屋を出た。

＊

同じ時刻。そのマンションからみて病院の反対側に広がる住宅地の少し奥まった一角。小春日和の穏やかな日曜日の午後である。「彼」は居間の長椅子に腰をかけ、毛布を胸までかけて座り、外科医としての現役時代の自分を思い出していた。両指を動かし手術の糸結びの動きをしてみた。指には、絹糸をあやつる鮮明な感覚が残っており、少し嬉しかった。手術を始める時の快い緊張に包まれるような感じがした。

その時、胸の真ん中で、筋肉の塊が大きく震えてドンと胸壁にあたるような感覚に襲われた。「不整脈だ」と、外科医である「彼」は直観した。直後、立て続けにドン、ドンと心臓が踊るように飛び跳ねて胸壁にぶつかる感じがした。「不整脈が多発している」。これが「彼」のまとまった最期の思考だった。この直後に心臓のすべての筋肉がバラバラに動きだした。「心室細動」と称される致死的な不整脈である。心臓は血液を送り出すことができず、数秒で意識を失う。うなりとも叫びともつかない低く短い声が「彼」自身にも聞こえた。

妹は姉に留守を頼まれていた。「彼」を義兄として慕ってきた。八八歳で診療こそしないが医師である。がんは肝臓や肺にも転移し、そのことは「彼」が一番よく知っている。残りの日々を有意義に過ごしたいと、退院し自宅にもどっていた。「この年だから、がんの進行は遅い。まだ大丈夫。〝願わくば花の下にて春死なん、その如月〟の頃かな」と本気とも冗談ともつかぬことを言っていた。痩せてはいるが、見た目には元気であった。姉の外出時に、わざわざ妹が家に呼ばれることは滅多にないことだった。

妹が聞いたのは叫びというよりも不気味な音だった。不安が広がるなか妹は居間に向かった。自分の鼓動が早くなるのがわかる。「彼」は、長椅子の背もたれに頭をつけて顔は上を向き、口が開いていた。近づくにつれ、「彼」の顔に全く精気がないのがはっきりする。名を呼んでみたが、反応はなく、体に触るのが怖かった。妹はこれまで人の死に立ち会ったことがない。「お義兄さん、どうしたら良いの？」と焦る自分をなだめつつ、手元の電話機で姉を呼び出したが通じない。近くで医院を開業する「彼」の後輩医師にも電話したが、これも通じない。緊急時の封筒がある。延命処置を望まない旨の書類等を入れた封筒である。それがいつもの場所にない。あたりを探したが見つからない。時間がどんどん経つようで妹は焦った。これ以上の連絡先は思いつかない。受話器を取り、一一九番を押した。

「こちら消防です。火事ですか？　救急ですか？」

「……」

「火事ですか？　救急ですか？　もし火災なら直ぐに退避してください」

「救急です」

「あなたご自身のことですか？」

「義兄です。息、していないです。姉が留守で……」

「救急車を向かわせますから、まず、お使いの電話の番号を教えてください」。電話番号と住所を伝えた。救急車が来るまでの時間がとても長く感じられた。到着した救急隊員の落ち着いた対応にホッとした。「呼吸なし」、「脈なし」と言っているのが聞こえた。

「何か病気を患っておられますか？」

「がんで入院していました。心臓も悪いとのことです。本人は医師ですので、よくわかっていました」

「かかりつけのお医者さんはおられますか？」

「連絡したのですが、通じませんでした」

「心肺停止の状態で救急救命処置を始めます。最寄りの病院に連絡し救急搬送しますがよろしいですか」

妹は動転していて良く言葉の意味は理解できなかったが、「はい」と答えた。

救急車はその装備品を合わせると一台二〇〇〇万円はする、いわば超高級車である。この超高級車に乗り込む救急隊員は三名一組である。現在、そのうち一名は国家試験に合格した救急救命士とすべく人材養成が進んでいる。大都市部ではすでに全救急隊で、二四時間三六五日救急救命士が少なくとも一名救急車に乗務する体制が完備されつつある。

一一九番の救急コールは、とりもなおさず救急隊員による救助や救命の要請を意味する。救助・救命の要請を受けて、心停止が疑われるような状況であれば、救命に向けてその地域の人的・物的医療資源が集中的に投入されることになる。

救命救急センターに置かれている消防司令センター・ホットラインが鳴った。「患者さんのお願いです。八八歳男性。自宅で突然の心・呼吸停止です。現場は先生の病院のすぐ近くです」。「今、満床です。もし、蘇生したら転院になるかもしれないけど、そのときは、また相談しますから」と「私」は答える。「了解しました」。電話機のスピーカーをオンにして話していたので、この会話は周りの者も聞いていた。ER（救急治療室）担当の看護師が準備に向かう。救急専門医（八年目）と研修医（一年目）もERに向かう。まさにその時、こんどは院内電話が鳴った。守衛室からである。傍にいた看護師が電話をとった。「急病人が担がれてきた」とのことだが、詳細不明。守衛室は救命救急センターを出て直ぐである。何か胸騒ぎのようなものも感じた「私」は、「ちょっと見てくる」と守衛室に向かった。

＊

守衛室の前に人が倒れており、守衛のほか数人の男が取り囲んでいる。「どいて！」と人をかき分けて、患者のそばに屈む。顔色不良。玉のような汗で全身が濡れている。一瞥して「私」は「これはヤバい」と直観した。守衛室カウンターの電話を摑み取り、救命救急センターのナースステーションにつなぐ。「私だ。守衛室前にショック状態の若い男性患者。迎えに来て。急いで。かなりヤバい」。看護師の返事も聞かずに電話を切る。

「私」の「どうしたの？」という問いに、「僕」は「怖い……先生、助けて。死にたくない」と涙目で訴える。仲間と思われる男の一人が、「そこで、知らない人に傘で刺された」と聞き取れないようなか細い声で呟く。「なに？　傘で刺された？」。「と、思うんだけど……」。「ホントに刺されたのか？　腹か？　胸か！」。明らかに「私」の言葉は詰問調になっている。「わかりません」。声はますますか細くなる。「守衛さん、外に不審者がいないか確認して。安全確保して」。「年は、いくつ?」。「一七」と「僕」は答える。「死にたくない。寒い」。震えている。「今、痛いのはどこ?」。「お腹と、右、胸」。「お腹、ちょっとみせて」と腹のあたりを診ると服が少し焦げているようにもみえ、少量の出血もあった。この時、ストレッチャー（処置や移動が容易な患者用寝台）を押して四年目の医師と看護師一名が迎えに来た。「君らも手伝って！」と仲間にも手伝わせ、「僕」をストレッチャーに乗せる。「押して！」と一緒にERへと急いだ。

　ERに入る前に、患者家族待合室を指差し、仲間たちに「そこで待ってなさい」と伝えた。ERには同時に二人の救急患者を診療できるスペースがある。消防司令センターから連絡があった「八八歳の心停止」患者はまだ到着していない。医師四人と看護師三名、合計七名で「僕」の救急処置が開始された。一八〇センチを超える大柄で、パンチパーマであるが、丸顔の幼い顔である。何か呟いているが、聞き取れない。衣服を切り、脱がしつつ全身を観察。左下腹部に小さな穴があき、血液が少し流れ出ている。刺し創《きず》ではない。銃弾の射入孔に間違いない。脈は触れているが、血圧は低すぎて測定できない。両腕に点滴用の静脈ルートを二本確保し急速輸液を開始する。

　状況の確認のためか、集中治療室側の廊下から主任看護師がERを覗き込んだ。すかさず彼女に向かって、「お願い。来週の学会発表の準備で研究室に二人ほどいるはず。電話して手伝ってと伝えて。大至急、とにかく来いと、電話して！」と一方的に指示する。

　静脈ラインを四本に増やし、それぞれから点滴が滝のように流れ、静脈に送り込まれる。

「血液型判定して。輸血オーダー」

「触診で血圧八〇、脈拍一二〇」

「拳銃で撃たれたの？」

「……かもしれない」

「正直に答えて。一発だけかい？」

「うん」。急速輸液で少し血圧が上昇し、応答がはっきりしてきた。

「僕、死ぬ？　死ぬのかな？」

「意識はっきりしているだろう、大丈夫。一七歳だね、自分の血液型わかるかい？」

「わかりません」

「これまでに入院するような病気や怪我をしたことある？」

「私」も少し落ち着いてきた。詰問調は改まっている。

「親の連絡先は？」

「親には迷惑かけたくない」

「そうは言っても心配するだろう」

「うん。〇九〇－□□□□－□□□□。息吸うと、右の胸、痛い」

この「僕」の言葉に不安を感じ、一瞬返答に間が開いた。

「僕」が続けた。「たくさん心配かけた……ごめんなさい。ほんと、ごめんなさい。……死にたくない。先生、助けて。お願い、します」。幼い目で訴える。

医師というより、人間として全力を尽くしこの子を助けたいと全身が震える。これを武者震いというのだろう。「助かりたい」、「助けたい」という「僕」と「私」の思いがしっかりとつながっていると感じた。

「よし。お腹開けて弾をとるぞ。いいな。オレも頑張るから、へこたれるな。ヒョロヒョロ弾なんかに負けるな」。「僕」は目だけでうなずく。また血圧が下がっているようだ。

＊

この時、八八歳の「彼」を乗せた救急車が到着した。救急専門医（八年目）と研修医（一年目）、そして看護師一名が「彼」の診療にまわる。

救急救命士「自宅で心肺蘇生開始後、心室細動確認して、電気ショック実施しました。いったん心拍再開しましたが、再度の心室細動でプロトコールに従い、電気ショック再実施。心拍再開しています。病院が近かったのでそのままバッグマスクで気道確保・人工呼吸しつつ搬送しました」

看護師「血圧触診で九〇、脈拍一一〇」

救急専門医「まず静脈確保して、気管挿管。昇圧剤、ドーパミンの用意」

＊

研究室にいた二人が駆けつけ、医師は六名、看護師も応援含め四名。総勢一〇名。この人数で、同時に二人の救命処置が始まると、ERは灰神楽がたつ状態となる。

エンジントラブルで不安定な低空飛行をつづける飛行機のように、「僕」の血圧は上下し状態は極めて不安定である。出血が続き、輸液で血液が薄まっているのであろう、創口から流れ出る血液の赤い色がどんどん薄まってゆく。三階の中央手術室まで移動するのも危険である。

「血液は確保できた？」

「マッチングなしで、一五単位確保。いま届きました」

「私」は責任者である。同じERのすぐ隣で「彼」を診療している医師たちの方向に視線を向けた。「彼」は口から気管に管が入れられ、これが人工呼吸器につながれている。点滴ルートには昇圧剤もつながれている。救急専門医（八年目）が「彼」から離れ待合室に向かうのが視野に入った。付き添ってきた家族に事情を聞くのだろう。「私」は八年目に、「仲間が、待合室にいるか確認して」と伝える。八年目は「了解」と一言いってERを出たがすぐに戻り、

「いません。連中、逃げましたね」

「わかった。そちら、任せた」

「了解」と八年目は「彼」の妹と話すべく再び待合室に向かった。

「僕」の病状は悪化している。高度がどんどん低下し、このままでは墜落する。銃弾が腹部の太い血管を損傷したものと思われる。腸管も破れているかもしれないが、現在の問題は出血をどうするかである。今後、二〇〜三〇分以内に止血しなければ、「僕」は間違いなく死ぬ。既に「僕」の気管にも管が挿入され、それが人工呼吸器につなげられ麻酔のかかった状態となっている。

「私」は手術着を着て「僕」の傍に立ち、深呼吸をして一瞬、間を置いたあと、「始めるぞ。開腹止血する。開腹してダメージコントロール手術。血管縛るか、ガーゼを詰め込んで出血を抑えることが目的。腸管は閉じるだけで、吻合なし。皆、わかった？」とチーム全員に方針を伝える。

「そっちは二人で大丈夫だね？」と「彼」の妹と話して戻ったばかりの八年目に大声で聞く。

「大丈夫です。血圧は低目ですが安定」。続けて、「患者さん自身は外科医で、がんの治療を止

めて自宅に戻り、延命処置を断る文書を持っているそうです。今日は妹さんがいたのですがその文書が見当たらないそうです。お姉さんには連絡が取れてこちらに向かっているようです」。

「救急隊からも事情確認して。こちらは開腹。始める」

腹部の真中をみぞおちから下腹部まで一気に切開して、大きく開腹した。とたんに血が溢れ出した。腹の中全体を見渡せるように、四本の吸引管でお腹に溜まる血液の吸引を試みる。腸が何ヶ所か破れているのが見えたが糞便はもれておらず、これは無視して背中側を調べる。お腹の中央部から「僕」自身の右側にかけて背中側に大きな血腫がある。その血腫に穴があき、そこから出血が続いている。「大動脈か大静脈、もしかしたら両方かな。とにかく、圧迫」と大量のガーゼを背骨の上に置き、これを手で圧迫する。

「僕」の右の腎臓周囲に大きな血腫があり、その損傷部から出血が続く。

「血圧下がっています」

「輸血・輸液最大速度で」

「追加分の輸血で届いているのは五単位だけです。これを合わせて手元にあるのは六単位です。残りはいつ届くかわかりません」

「わかった。とにかく催促してくれ」

右の腎臓が周囲の血管を含めひどく破損している。肝臓の上に手を回し損傷を探ると、銃弾が肋骨に突き刺さっているのに触れた。

＊

守衛の連絡で救命救急センターにも警察官が駆けつけた。しかし、すでに手術が始まっていたので、警察官は病室側の廊下で止まった。警察官が現れると、先ほど消化管出血で入院した氏名不詳の患者がそわそわし始めた。警察官に顔を見られたくないのだろう。点滴をぶら下げる車輪付きの棒をそろそろと押しながら、看護師の目を盗みベッドを離れ救命救急センターから出ようとした。看護師がこれをみつけ、「待って。ベッドに戻って」と言ったら、突然患者は点滴棒を持って走り出した。看護師がこれを追いかけ、救命センター内で〝捕り物〟騒ぎが起こった。もし、この患者がそのまま〝逃亡〟したり、転倒して怪我でもすれば病院としての管理責任を問われかねない事態である。看護師も必死であった。しかし、警察官は何が起こったのか事態は把握できていない。

「私」たちはこの病棟の異変には気付いたが無視した、というより無視せざるを得なかった。「僕」の救命が困難なことは当初より想像していた。しかし、「僕」を救えるとしたら、救急医で、なかでも外傷外科を専門としている「私」たちをおいてほかにはないという思いもあった。なによりも、「僕」の思いを「私」は知っている。他のことに気をとられると、その瞬間に「僕」の命運が尽きる、そんな緊迫した状況であった。

先ほどから八年目が外部からの電話対応で苦慮しているらしいことも「私」は気付いていたが、これも無視した。外部からの電話は「彼」の後輩の開業医からであった。「救命救急センターの責任者と話がしたい」という内容で、とりあえず八年目が対応したが相手の医師は激怒していた。「彼」は安らかな死を願い、この開業医が相談相手となって弁護士も紹介し、よく話し合って必要な書面を作成した。「君たちは「彼」のこの最期の願いを踏みにじった」と、怒りの矛先は救命救急センターの医師に向かっていた。

八年目は一一九番通報があったことを伝えた。これはさらに相手の医師を怒らせた。救命処置を望まないという書類があるのに、救急隊までこれを無視したと誤解したようである。書類はなかったこと、少なくとも医師も救急救命士も見ていないことを伝えたが、「とにかく今いる責任者を出せ」と押し問答をしていた。

＊

まさにこの時、消防司令センター・ホットラインが鳴った。医師は誰も電話の対応ができず、ERの看護師が受話器をとった。「五〇歳の女性。突然の意識消失。またそちらの病院の直ぐ近くでの発生ですが……」。新たな救急患者受け入れ要請である。「私」は要請の内容も確認せず、手術操作の手も止めず、視線も動かさず、「今は無理。断って」とのみ指示した。看護師も手術器具のパッケージを開けている最中で、「受け入れできません」と返事してすぐに電話を切った。この有無を言わさぬ拒否の対応が後で「たらい回し救命救急センター」と批判を浴びる原因となる。

病室では主任看護師が患者にベッドに戻るように説得をしていた。「あまり騒ぐと警察の人も変に思い、こっちに来るよ」という彼女の一言が効いた。患者はベッドに戻った。後でわかったことであるが、彼は不法滞在だけでなく覚せい剤密輸グループの幹部だそうで重要参考人として手配中の人物であった。

「彼」の後輩医師は、「院長名で報告書を作り、それを送るように」と八年目の医師に伝え電話を切った。

＊

「僕」の出血制御は難渋し「私」たちは追い詰められていた。銃弾は左下腹部の皮膚・筋肉を突き破り、お腹の中に飛び込んでやや上向きの弾道で突き進んだ。腸管を貫通し四ヶ所に穴を開けていた。拳銃はトカレフもどきの改造銃で発射速度は遅かったが至近距離での発砲であり、背骨の前にある大動脈を破損するのに十分な威力はあった。大動脈の一部をちぎるように損傷して、その直ぐ後ろの背骨に突き当たった。しかし、これは粉砕できずに、はじかれるように弾道が右上方に変わった。大動脈の右にある下大静脈も損傷し、右腎臓を破壊して、さらに弾丸は右肩方向に突き進んだ。腎臓のあとは肝臓の右側を下から上に貫き、肋骨に突き刺さり、これを折ってその場所で止まっていた。「僕」が、息をするたびに右胸を痛がったのは、この肋骨の損傷が原因である。腎臓とその周囲には巨大な血の塊が存在し、出血部位の特定ができず、また血腫が大きすぎて圧迫止血も有効でない。

＊

「彼」と生活を伴にする姉が病院に到着した。ERの「彼」のもとに姉妹が案内された。カーテンで隔てたすぐ横では、溢れ出る血の海を押さえ込む苦闘が続いている。姉妹を待っていたかのように「彼」の心臓は、再び何の前触れもなく心室細動となった。姉の了解を得て電気ショックを行った。心拍は一旦回復したが、また心室細動となり電気ショックを行うも心臓は反応しなかった。心電図の波形は少しずつ弱くなり、やがて波が消えた。

八年目は聴診器で心音が聞こえないことを確認し、次いで呼吸器を一旦外して呼吸がないことと、瞳孔が開き光を入れても反応がないことを確認した。最後に、もう一度聴診器を胸にあて心音と呼吸音がないことを確認した。

「ご臨終です」と伝え頭を垂れた。一瞬の静寂があった。姉は手を「彼」の額に当て腰を屈め耳元で何かささやいた。医療スタッフの誰にも、その言葉は聞こえなかった。やがて姉妹は看護師に促され待合室に出て行った。

＊

「彼」の死による一瞬の静寂は、「心停止」という声に破られた。「僕」の心臓が止まった。一人が「僕」の胸を圧迫し心臓マッサージを始めた。直ちに左胸が開かれ三〇秒ほどで、心臓を医師の手で直接圧迫する開胸心臓マッサージに切り替えられた。心拍を再開させるためにアドレナリンが使われた。アドレナリンで刺激しても、心臓には送り出すべき血液が戻っておらず心筋の収縮は起こらなかった。何回かアドレナリンを投与したが、心臓は反応しなかった。蘇生の試みが続けられた。しかし、「僕」の心臓は反応しなかった。

＊

「僕」が言った連絡相手は両親ではなく祖父母であった。「家族に連絡がつきこちらに向かっているとのことです。三〇分ほどだそうです」。「私」は迷った。「僕」の死亡を確認すべきか、家族が来るまで心マッサージを続けるべきか。「僕」の顔には先ほどの怯えた表情はなく、大きな童が気持ちよく眠っているようであった。

「お腹を閉じる。圧迫ガーゼはそのまま。家族が来るまで心臓マッサージは継続」と指示した。せめて家族には別れの時が持てるようにと判断した。

＊

まず「彼」の遺体が霊安室に移送された。「彼」は自宅での突然の心停止であり検死の対象とも考えられるが、警察との相談の上で検死は行わず我々が死亡診断書を書くこととした。それから三〇分程して、ERは「僕」の年老いた祖父母の悲しみで充ちた。「私」は、「〝親〟に迷惑を掛けたくない」という「僕」の最期の言葉を祖父母に伝えた。「僕」の遺体は、犯罪捜査のために司法解剖を行うべく救命救急センターを出た。

ERに静寂が戻った。ありとあらゆるものが床に散乱し、血痕もあちこちにあった。次の患者を受け入れる準備のために清掃と消毒が始まろうとしている。

「僕」と「彼」がERに運び込まれてから三時間ほど経た時点で、次の患者収容の準備が整った。

＊

「事件」が起こったのはその五日後の金曜日の朝だった。「くも膜下出血患者、〝たらい回し〟で死亡。五つの救命救急センターが受け入れ拒否」と大きな見出しの報道であった。見出しの下には受け入れを拒否した五つの救命救急センターの名前が列記されており、その筆頭が「私」の所属施設であった。亡くなられた女性は、夫婦で文筆家として活躍している方であった。自宅で突然激しい頭痛に襲われ、嘔吐したあとに意識を失った。夫が一一九番通報した。記事によれば「最も近い救命救急センターは自宅より五〇〇メートルしか離れていなかった。この救命センターには同時刻救急搬送が一例あったことは判明しているが、通常この施設では同時に二例まで救急患者を受け入れている。この救命センターでは理由の説明もなく〝受け入れ不可〟の一言でホットラインは一方的に切られた」とのことであった。

記事の終わりには、医事評論家の「患者はほんの数百メートル先で発生したのであり、直近の救命救急センターは当面の処置だけでも行うべきであった」というコメントが併記されていた。

くも膜下出血のこの患者は救命救急センターではなく、自宅から五キロほど離れた総合病院の脳外科に搬入された。一一九番通報から救急車到着までの時間は平均以下の対応であった。救急車は患者を収容したあとも搬送先の選定に一五分程を要し、救急車は自宅前から動けなかった。

収容先の病院に到着しCT等の検査を行ったが、手術ができる状態でないことが判明し三日後に死亡したとのことである。夫は、救命救急センターは「重篤な救急患者を常に受け入れることができる診療体制がある」施設とされており、受け入れ拒否をした救命救急センターの責任追及を明言していた。

昼のテレビニュースでは一般人へのインタビューで、「また〝たらい回し〟ですか。どこですか？　そんな救命センターはその名を取り上げるべきです」という言葉が放送されていた。

＊

「私」は病院長から呼び出され事情を確認された。「僕」の手術のことは、すでに院長に報告していたが「彼」の後輩の開業医から報告書の提出を求められていることを改めて伝えた。また、ほぼ同時刻に氏名不詳の人物が警察官を見て逃げ出そうとした騒ぎや、この人物が水曜日に退院し警察に任意同行の後に逮捕されたらしいこともあわせて報告した。そのほとんどは既に院長が知ることであった。院長も「たらい回し」事件で、朝からマスコミ各社の取材が続き疲れているようであった。

マスコミの記事は読みようによっては、病院まで来た患者を診療もしないで追い払い、別の病院に「たらい回し」したようにも読める。また、もう一人診療できる状況にあったのにこれを拒否したようにも読める。これは事実に反する。あの状況、特にあの時間帯で新たな重篤な患者の受け入れは不可能であった。

くも膜下出血で亡くなられた患者さんは痛ましいことである。特に、救急車に収容されても向かうべき病院が定まらなかった状況は、車内に同乗していた家族の心情を思うと救急医療に関わるものとして言葉がない。

＊

しかし、もし今後同じような事態に遭遇しても「私」は同じ判断をすると思う。救命救急センターの若い医師たちは報道に反発するとともに、救急医療を現場の医師の努力と献身に頼る国の姿勢も批判していた。当時の状況を、マスコミに積極的に公表すべきだという意見も強かった。しかし、患者情報は勝手には公表できない。「彼」や「僕」の遺族、さらに氏名不詳の外国人から了承を得る必要がある。警察とも相談が必要であろう。了承を得るのは難しいし、たとえ得ることができても、病状や診療の詳細までは公表できないであろう。

救急車搬送の他に担がれて来院した一名を診療中であったという事実を話せば、マスコミ関係者からはその一名はどんな病状かと事実確認の質問がでるだろう。「銃創で患者の友人が担いできました」と話し、これ以上の詳細は「お答えできません」では、病院に都合の悪い情報は出していないとも捉えられかねない。マスコミもこの程度の情報は既に承知であろう。つまびらかな情報開示をもとにした十全な説明責任は果たしていないという指摘があれば、説得力をもって応えることは難しいと思う。

若い医師たちには「私」の姿勢は負け犬のようであり、「人の噂も七五日」という悪い意味での大人びた態度と受け取られたようであった。「私」は若い医師たちに反論はしなかった。実は「私」は不思議な心境にあった。「たらい回し」は嫌な表現と思っていたが、そのレッテルを貼られても屈辱や羞恥を感じることがなかった。

マスコミに批判され落ち込んだとか、投げやりという心境でもない。もっと根っこのところで、「私」自身を支えていた重要な何かが消えたような感覚だった。

「私」の中で消えたものは何だろうか。それは医師として「私」が、社会の人々から支持されているという実感だと思う。患者受け入れを断った時点での診療状況の開示で言えば、「詳細は言えませんが当時の診療状況から、受け入れは不可能でした。我々を信じてください」という発表に、社会の人々が「わかった、信じる」と言ってくれるとは思えない。マスコミの姿勢は、その背後の社会の在り様を反映していると思う。

社会一般の人々から支持される実感が「私」という医師をその根っこで支えていたように思う。この支持が実感できなくなり、砂上の楼閣のように医師としての「私」がかしぎ、沈んでいったのだと思う。この心境は「私」の中でごく素直に、「救急医療の現場を立ち去る」こと、すなわち、救急医を辞める気持ちにつながった。突然にこのような心境になったというより、以前から意識せずともそのような心境が広がっていたのかもしれない。

そのように過ぎゆくある日、あの姉妹が「私と話がしたい」と病院を訪れた。

＊

この姉妹が「私」と何を話したかったのか、そのことを知るのは、できれば本文を読み終えるまで控えてください（どうしても気になる方は、エピローグをお先にどうぞ。その場合でも、本文の後に是非もう一度エピローグをお読みください。先に読んだのと少し違った印象を持たれると思います）。

では、そもそも病気とは何か、まずはその本質を探ることから医療を哲学するこの冒険を始めたいと思います。

第一章　「病気」とは何か

1　老いと病

（1）老いは致し方ない

人は年とともに身体の不都合をいろいろと感じます。私の場合は、新聞の文字がぼやけて読みにくいことで、初めて老いを実感しました。二〇代の頃には新聞に顔がつくほどに近づけても、目を凝らせば紙面の文字を読むことができました。これは眼が光の屈折度合いを変えて、近くにある文字に焦点を合わせる調節力のおかげです。この調節力は眼の水晶体（レンズ）という凸レンズのような組織の柔軟さに依存しています。年を重ねるとこの水晶体が固くなり、調節力が落ちて、眼前の文字にはピントを合わせることができなくなります。ちなみに、この水晶体がにごるのが白内障です。

加齢に伴い、これまでにはなかった身体の不都合を実感しても、「年だから、致し方ない」と受け止めれば、不条理を感じることはありません。老いは、多くの場合、不条理さを伴わない身体の不都合として体験されます。

病気でも身体の不都合が実感されます。そこで老いと病気に伴う身体の不都合を自分自身がどのように受け止めているのか、その違いを明らかにしたいと思います。これは病気の本質を捉えることにつながるのですが、実はこれを明晰判明に行った人物が我が国の歴史の中にいます。

その人は山上憶良（六六〇～七三三年頃）、万葉集を代表する歌人の一人です。庶民の厳しい生活を克明に描く「貧窮問答歌」や、優しい眼差しで子を詠う「子等を思ふ歌」などの作品が知られます。この時代にはまれな、庶民派ともいえる歌人です。

その憶良による、「世間のとどまり難きを哀しびたる歌」という長歌が万葉集（巻5－804）に載せられています。老いを主題としたものです。

まず憶良は「世のなかの　術《すべ》なきものは　年月は　流るるごとし……」と語りはじめます。「術《すべ》なき」とは致し方ないということです。時の流れは致し方ないもので、若く美しい娘や颯爽とした青年も、あっという間に年をとる。白髪に皺がふえた顔で、杖をついて、よろよろ腰をかがめて歩き、人たちからも疎まれるようにもなる。これが老いというものだと語り、「せむすべも無し」と終わります。やはり、致し方なし、というわけです。

この長歌は「致し方なし」で始まり、当時六九歳の憶良自身に言い聞かせるように「致し方なし」と終わります。身体の不都合に伴う難儀さの違いはあるにしても、私自身が老眼を、仕方なしと実感したのと同じ体験を長歌で表現しています。

（2）病という不条理

さらに、万葉集には、憶良が七四歳で亡くなる年に作られた「沈痾自哀の文」（巻5－896）

という作品が載せられています。「文」と表記されるように、長歌なら添えられるべき反歌もなく、詩というよりも漢文による長い文章で、万葉集の中でも異色の作品です。

この作品で憶良は、老いとは違い、病はまずもって不条理であると言います。さらに老いに病が重なるのは、不条理の極みであるとします。冒頭は風変わりです。世の中には例えば猟師や漁民のように、日々殺生している人がいる、こうした人たちでも幸せに暮らしているのに、自分は殺生することもなく天地の「諸神等を敬拝」してきたのだから、「仰ぎ願はくは、たちまちにこの病を除き」平安な日々が欲しいと切り出すのです。

何だか自分勝手な人の言い草のように受け取られるかもしれませんが、「沈痾自哀の文」は全体を通して論旨のぶれはなく論理的です。憶良の大前提は、命は天より与えられたもので、これには寿命が定まっているということです。老いは寿命に向けて時とともに進むので致し方ない、このことは先の長歌の通りです。しかし、病に関しては、天が定めるものではなく、別の原因によって起こるものと考えます。そして、現代医学でいう病因論（病気の原因の分析）を展開し、その対処法を検討します。

病の原因の一つとして「内に在る者」、すなわち現代医学では内因と称されるものがとりあげられています。憶良はこれを「二豎」と表記し、二つの小さな存在が体内をあちこちと走り回ることが原因だと言います。がん細胞があちこちに転移する様を彷彿とさせますが、その「逃れ匿りたるをあかさんと欲す」のですが、これが難しく治療は困難だと言います。

また内因だけでなく食生活にも原因がありそうだと、現代でも議論が絶えない問題を検討します。しかし、口から入るものが原因だとしても、これを正すのは、言うは易し行うは難く、これまたいかんともしがたいと憶良は言います。

　このように病は天命ではなく、それなりの原因があるが、これを防ぐことや取り除くことは困難だという結論に至ります。寿命が短いとしてもこれは天命であるから致し方ないが、人生には病がないことがよいのだということになります。憶良の筆致は執拗です。憶良を突き動かしているのは、病の不条理さを振り払いたいという激しい情念で、これは文章の後半では荒々しさを増していきます。

　七〇歳を過ぎ髪も白くなり筋力も衰えたが、これは老いによるものではなく、老いに病が加わったためだと憶良は嘆きます。手足も動かず、節々が痛み、まるで岩を背負ったように体が重く、動かすこともままならないと、切々と綴ります。

　罪を犯した故に病を得たのかと自問しますが、思い当たるようなことはありません。罪もないのに、「なんぞ此の病を獲むやといへり」と、重ねて不条理を訴えます。

　先の長歌では、老いは致し方なしと繰り返し自分に言い聞かせていましたが、老いに加えて病を得たことを彼は全くもって受け入れていません。そして「福無きこと至りて甚しき、すべて我に集まる」と思いは堰を切ったように行間からも溢れ出ます。

　憶良の言い分はこうです。年を重ねると人は身体の不都合を感じることがあり、このうち「致し方なし」と受け入れることができるのが老いである。しかし、自分には受け入れがたく不条理極まりない身体の不都合が存在し、これが病気である、ということです。

　憶良は、自分自身の心の内の体験に眼差しを向けて、これと向き合い、不条理感を伴う身体の不都合として病気の本質を取り出しています。身体の不都合とこれに対する不条理感から逃れ難く、この事実が彼を苦しめます。この作品は、万葉の時代より医療がはるかに進んだ現代でも、老いと病の本質を露わにする力を失っていません。

(3)「人願へば天従ふ」

さて、老いに重なる病は死の影を引き寄せ、憶良は思わず、死んだ人間は生きる鼠以下だと言い放ちます。鼠といえども天から命を受けたのであり、鼠なりに与えられた命の定めを生きている。しかし、死んだ人間にはもはや一切の可能性は与えられず、その意味で鼠以下だというのです。

「沈痾自哀の文」の最後で憶良は、鼠を喩《たと》えに人のことを語ったのは恥ずかしいことだと書き加えています。憶良の論旨を敷衍するとこうなります。鼠は本能に従い、その欲望を満たすべく行動する存在です。一方、人間は数々の制約を自覚し、それを踏まえた上で、より良い人生のストーリー展開を思い描くことができます。これが鼠とは決定的に異なることで、現代の用語なら、これこそが人間的な自由だということになります。

自分自身の人生のストーリー展開を、与えられた条件の中で書き続け、その主人公として生き続けられることが人間の生の特徴です。しかし、人も死ねばこの世での全ての可能性は失われ、その意味で生きている鼠以下だと、憶良は思わず語ってしまったのではないでしょうか。「人願へば天従ふ」。天命・天寿や老いは致し方ないが、これとは違うのが病であり、だから人は天に願うことが許される。そして、天もこれを聞き入れてくれるはずだ、と最後まで憶良の論旨は揺らぎません。そして憶良はこの病を取り去って欲しいと繰り返し願います。病の不条理さを訴えるこの悲痛な叫びは現代まで響いています。

七四歳の憶良は、この年（天平五年、七三三年）病の床に伏しています。藤原八束《やつか》という当時一九歳の貴族が河辺東人《あづまひと》という使いを送り、その病床を見舞った状況が万葉集に書き留められています。憶良は、しばらくの沈黙の後に、涙を拭いて東人に歌を託します。

士《をのこ》やも　空しかるべき　万代に語り続くべき名は立てずして（巻6－978）

「志しをもったものが、後代にまで語り継がれるような名声も立てることなく、空しく死んでよいはずがない」というのです。憶良は、老いたとはいえ、まだまだ自分の人生のストーリー展開を持っていたのでしょう。新しい境地を詩に託したかったのかもしれません。それらが不条理にも断たれることへの悔しさに満ちた歌です。

我々が天命を授けられているのはともかくとして、不条理な体験として病気を捉える憶良の視点は現代でも十分通じます。このことを踏まえ、病気の本質についてさらに検討を進めます。

2　病気の三つの構成要素

（1）身体の不都合と不条理感

医学から病気をみると、どの臓器が、どの程度機能が低下したかといった議論になります。しかし、本書では山上憶良が語るように、身体の不都合を自分自身がどのように捉えるのか、これに焦点をあてます。

病気は、本節の標題の二つ（「身体の不都合」、「不条理感」）、そして次節の標題にある「自己了解の変様の要請」という三つの要素から成り立つと私は考えています。それぞれを順に検討してみましょう。

憶良が体験したように、人は身体の不都合をいろんな場面で体験します。老年期の対極にある、思春期には肉体的な変化が起こります。これを成長と受け止めれば、特段の問題意識は生じないでしょう。

女性であれ男性であれ、自分が実感する性別に向かい肉体が変化すれば、変わりゆく体への気分の起伏はあったとしても、深刻な身体の不都合は体験しません。ところが、自分が実感する性とは異なる方向にどんどんと肉体が変化すればどうでしょうか。これは成長どころか、受け入れがたい深刻な事態であり不条理を感じるはずです。医学ではこのような事態を、性同一性障害と概念化しています。身体の性的成熟は、成長にほかならず医学的な問題はない、というのが一般的理解でしょう。しかし、そうとは言えない場合もあるということです。

一般化すれば、人の身体には何事かをなす力があります。肉体とその働きだけでなく、言葉や記憶の能力、さらに気分といったものまでも含み広く捉え、これを身体の〝能《あた》う力〟と表現しましょう。身体の〝能う力〟には、誰でも、いつでも、ゆらぎが存在します。このゆらぎが、自分の生活や活動を制限する方向に偏らせ、これが身体の不都合として捉えられ、この事態に不条理を感じるとき、人は病気を実感します。

したがって、身体の不都合を自分は全く感じないのに医師から「病気です」と告げられても、その実感が伴わないはずです。例えば、呼吸器専門医であれば一般検診の胸部レントゲン写真でそこにある変化を「肺がん」だと確信することがあります。医師からこれを告げられても、元気一杯の日々であれば「病気だ！」という実感はなく、直後の反応は「えっ？」でしょう。

しかし、身体に不都合があり、これに受け入れがたさ（不条理）を感じていたら、病気を実感し、この場合、山上憶良のように「なぜ私に、こんなことが起こるのか」という心情につながります。次節では、この「こんなこと」の意味を解きほぐしてみます。そこでまずは、近代以前と二一世紀の我々の人生の捉え方の違いを検討することから始めます。

（2）「なぜ私に、こんなことが」――自己了解の変様の要請

近代以前、人は生まれた時点で、その身分だけでなく、生き方も固定されていました。固定の枠組みを乗り越えて、歴史の表舞台に登場する人物がいたのは事実です。しかし、彼らは社会の混乱の中で生きることが多く、いったん社会が安定すれば、人生はその人が生まれ出た時点で定まるというのが近代以前の人々の一般的な理解でした。

欧米から始まった近代から現代に至る社会の歩みは、人々が法律に代表されるルールを平等な立場でその策定に関わり、これを踏まえて自分の人生をそれぞれが自分なりに生きることができる社会を目指しました。ルールは誰もが等しく守るべきものですが、現状に合わなくなればこれを改定することも人々にゆだねられています。職業や住む場所は、社会的なルールを逸

脱しない限り、各人の選択に任されます。恋愛や婚姻は個人の意思が尊重され、人種や宗教を超えても可能であるというのが現代人の一般的な理解でしょう。近代以前には、これらのことが各人の選択に任されているという発想はありませんでした。

現代では、人がそれぞれの人生をどのように生きるか、言わば自分の人生のストーリー展開に、自分自身が関わることが許されない状況は不自然だと考えられています。この発想は、近代以前の人たちと決定的に異なります。

本節で、なぜこのような近代以前と現代の人たちの発想の比較までするのか、疑問に感じる方もおられると思います。そこで少し議論を先取りしておきます。現代医療は、第二章で詳しく述べるように、近代以前の医療に比べると比較にならない圧倒的な治療力を持っています。この治療力とは、具体的には病気の原因（病因）を取り除く技能で、これが人類に計り知れない恩恵をもたらしているのは事実です。二〇世紀になると医療は患者から病気の原因を取り除くこと、すなわち医療とは治療することという理解が医師のみならず社会の人々にも広がります。その結果、患者は治療の技能を持つ医師に自分の身をゆだねることになります。そして、少なくとも二〇世紀前半の人々は、このことに大きな疑問を感じませんでした。

治療力は二〇世紀中頃にはますます強化され専門分化し、治療を望むなら患者は専門の医師に身をゆだねるようになっていきます。実は、この事態は近代以前の人たちのように、自分の人生のストーリー展開に自分自身が関わることができないのと同じ状況を、医療の現場につくりだします。医師が患者のことを第一に考える善良さを持っていたとしても、この状況は変わりません。

やがて一九七〇年代に患者の権利を守る運動が米国で起こります。この運動の本質は、患者となっても自分の人生のストーリー展開に自分が関わることのできる状況を求めるものであり、近代社会の理念にそったものでした。この本質を、医療界のみならず社会全体が十分な洞察を欠き、患者と医療者の間での権利を得るための闘争が不可避な雰囲気を医療現場にもたらします。単なる雰囲気だけでなく、やがて二〇世紀末から二一世紀にかけて医療現場では世界規模で、患者・医療者を問わず不信、不安が大きくなり、紛争が頻発し、混乱が起こっています。しかし、この混乱は医療に特化したことではありません。二〇世紀という世界規模の激動の世紀に、人々が「哲学すること」を怠ったことによる社会の弱さがいろんな場面で様々な病状として現れた、その一部分症状だと私は理解しています。

すなわち、自由と平等という理念により個人が解放されたが、その先にあるべき個人どうしの社会的関わりの在り方を「哲学すること」を怠ったことが、大本の原因だということです。私は、医療者だけでなく、人々の発想が「正しい判断」から「正しいと確信する判断」へと根本的に変化することなしには、医療現場の問題解決は難しいと考えており、だからこそ「哲学すること」が必要だと感じています。そして、本書での議論は、他の分野にも通じる部分が多々あるとも思っています。

*

さて議論を戻しましょう。現代に生きる我々は、自分がこの時代の、この街に生まれた、その根源的な理由や意味について納得できる説明を得ることが難しいのを知っています。医学を含め科学は、これらは検討対象ですらなくとりあえず哲学や宗教の課題ということになります。

そして我々は、自分の人生は自らが引き受けざるをえないことも承知しています。気にいるか否かにかかわらず、人は自分の人生という物語の主人公として生きているということです。鮮明さや強度に程度の差はあるとしても、人生のストーリー展開がより好ましいことを願って日々の生活を続けています。思い通りになることは稀だとしても、最も好ましい展開や、または最悪の事態は、自分にはその大よそはわかっているはずです。

そして病気は、不条理にもこの人生の物語に割り込んできます。単に身体の不都合だけでなく、自分の今後の人生の物語の展開に想定外の制約を加え、または変更を強いる事態として病気は現れます。「なぜ私に、こんなことが」の「こんなこと」というその具体的内容は、人生の物語に想定外の変更や制約が加わる「こと」です。

こう考えれば、病気の重症度とは、自分の人生の物語の展開に変更や制約を強いる、その程度に比例することになります。医学的には重症度は、例えば、生存率、がんなら五年生存率の予測値で表現されます。五年生存率が九〇%に比べ一〇%と告げられた患者は、医学的にはより深刻な事態だと言えます。この医学的な重症度評価は、現代医療では重要です。しかし、この医学的な重症度の評価は、患者自身が体験する深刻さとは、ずれが起こりうることをここで指摘しておきます。

これが病気の三つ目の構成要素（契機）に深く関わります。人が自分の人生を考える時、過去から続く今があり、この今から先の自分自身に好ましいと思う展開を大よそは承知していることは述べました。「これまで」があり、「これから」に向けて進んでいる今の自分を自分自身が捉えることを「自己了解」と表現してみます。現時点での単なる自己〝理解〟ではありません。過去を背負い、現在から将来への人生の物語の展開を予想している、その今の自分を自分自身が受け入れることに力点を置いた表現です。

ここは大事な点であり、もう少し説明を加えます。自分自身の人生を、満足とはいかなくとも、とりあえずは受け入れて生きている場合、自己了解が成立しているということになります。社会人として新たな船出をして、意欲的に生きようとする人には、安定した自己了解が存在します。「自分探し」という言葉がありますが、これは安定した自己了解を得ようとする努力のことです。

年を重ねて身体の不都合を実感しても「致し方なし」と受け入れている場合、身体の不都合にもかかわらず老いゆく者としての自己了解が成立しており、この変更は迫られません。これに病気が重なったときの「こんなこと」とは、自己了解の変様が迫られる「こと」であり、そこに不条理を感じた山上憶良はこの事態に烈しく抵抗しました。

このように病気は、その本人に①身体の不都合があり、これに②不条理を感じつつ、③自己了解の変様が迫られている事態、この三つが本質的な構成要素（契機）として存在します。これを踏まえて、具体的に二人の病気の体験をご紹介します。

Aさんの場合

Aさんは五四歳、重機メーカー設計部門の責任者で、部下の信頼もあつく、今でも彼らを率いて現場に出向く仕事熱心な人である。家庭では子育てもひと段落し、Aさんも協力して奥さんは仕事に復帰した。忙しいが充実した日々を送っている。

Aさんは仕事中でもリフレッシュを兼ねて一日数回は歯磨きをする。あの日も昼食後に、歯を磨こうと洗面所に行ったら、歯茎のあたりから少し血が出ているのに気付いた。気にせず歯を磨いた。そうしたら、自分でもビックリするくらいの血が、前歯の歯肉からジワーっと湧き出るように出てくる。水で口をゆすいだが、止まらない。指で歯肉を圧迫した。痛みはなかった。洗面所に来た後輩が「口から血が出てますよ」と驚いた。筋を引くように指の間をつたって血が流れて、ワイシャツの袖口を赤く染めていた。「強く歯を磨きすぎた」と答えたが、実はあまり力を入れないで磨いたつもりであった。

一〇分くらい圧迫して、やっと出血は止まった。数日前から風邪気味で体調が悪かったので、そのためだと自分に言い聞かせた。早目に帰宅して、晩酌もせずベッドに入ったら、何だか口の中が気持ち悪い。まさかと思い、洗面所に行ったら歯肉からまた血が出ている。その晩は、二〇分以上指で圧迫したり、氷水を口に含んだりして、一時間くらいしてやっと血が止まった。

翌朝も、目が覚めると血が口に滲んでいた。会社に行く前に近くの病院に寄ることにした。受付の案内担当の看護師に事情を話すと、「ではとりあえず、歯科を受診してください」と言われた。歯科医はすこし口を診て、幾つか質問して、「では、まずは血液検査を受けてください。緊急で結果を出すようにしますので一時間程度待っていただけますか。是非、そうしてください。念のため」と言った。「緊急」、「是非」、「念のため」という言葉が気になった。血が出ているのに、何の処置もしないことよりも、これらの言葉に不安を感じた。そのまま採血室に行ったら、連絡されていたのかすぐ採血された。

歯科の受付前で三〇分ほど待つと、内科の外来に行くように事務職員から言われた。「内科には、話してありますので、すぐに診察を受けることができますよ」と言われた。Aさんは内心、「かってに〝何を〟話したのか」と不安に不満が加わり、明らかに不機嫌な顔つきであった。

内科の医師は、「ご自宅は近くですね。ご家族はこちらにいらっしゃることは可能でしょうか。ご家族もご一緒にお話を聞かれるのがよろしいかと思います」と丁寧な口調だが、はっきりと言った。「いま時分は、家の者は皆が出かけているので、私一人で結構です」とぶっきらぼうに答えた。Aさんの表情を察したのか、医師は「事情も伝えずに、歯科から内科に来ていただいて、失礼しました。しかし……」。その後しばらくのことを、Aさんははっきりと思い出すことができない。もちろん、意識を失ったのではない。断片的な言葉と場面が、「なぜ私に、こんなこと」という心情の大きな起伏の中に乱雑に散らかっている、そんな記憶とも言えないことしか残っていない。

病名は、白血病。それも急性。詳しくは急性前骨芽球性白血病。しばしば、突然に血液が出血を止める力を失い、体のあちこちで一斉に出血が起こり急死することもある深刻な病気である。Aさんは、あの日、その後長く付き合うことになる医師の「カンゼンカンカイが十分に期待できます」という言葉を記憶している。「完全寛解」と書くことは、後でわかった。医学辞典には、「治療の結果、疾患の存在を示す自他覚症状、検査所見の異常が全て消失し、正常機能が回復した状態をいう」(『医学大辞典』医学書院)と書かれている。

完全寛解を目指す抗がん剤の治療の際に、会社はいろいろと配慮してくれた。抗がん剤は良く効き完全寛解に至ったが、会社では設計部から社史編纂室付けに配置転換された。病気の不安が大きく、この配置転換はあまり気にはならなかった。

以前から政治経済史には興味はあったので、重機の設計思想の変遷を政治経済の動向に重ね合わせて記述してみたいと漠然と思っていた。このアイデアでAさんがまとめた論文は、経済界で評判となった。講演に呼ばれ出版の話も舞い込み、設計部時代とは異なるが忙しく充実した日々を送っている。もちろん、白血病の再発・再燃の不安は消えないが、Aさんは医学的な完全寛解とともに社史編纂室・特別研究員として、新しい人生の物語を生きている。

Bさんの場合

Bさんは、今年三二歳になる。音大の弦楽器専攻を首席で卒業してちょうど一〇年。ヴァイオリンの演奏家として活躍していた。「華のある奏者」と高い評価も受けたが、指揮者である夫の批評は温かいが手厳しいときもある。先輩や同期の演奏家たちの応援を得て、Bさんはより高みを目指していた。

彼女にチャンスが訪れた。世界的に有名な交響楽団との共演である。この交響楽団は豪華さと華麗さが売りであり、これを超える華やかさで臨むべく練習に励んだ。演奏会の三日前、気分は充実し、準備は完璧で演奏会が待ち遠しく感じられた。軽く朝食を済ました後に、胃のあたりがシクシクと痛み出した。緊張で胃が痛むということは知っていたし、事実、演奏会が近付くと胃の痛みで苦しむ演奏家を何人か知っている。しかし、Bさん自身にはそのような経験は過去になかった。やがて痛みは段々と強くなり、昼前には気分も悪くなり嘔吐した。痛みや嘔吐のことは、誰にも気付かれないようにした。昼には、少し胃の痛みが和らいだと思ったが、今度は右の下腹に痛みを感じた。

午後には痛みを隠しきれず、少し一人で休憩したいと個室に戻り、ソファに横になった。横になると、右下腹の痛みははっきりとその存在を主張するかのように、持続的に彼女を苦しめた。熱も出てきたようである。ついに我慢できなくなった。

救急車を呼ぶと言われたが、「絶対にイヤだ」と断り自動車で送ってもらった。病院には担がれるようにして入った。内科ではなく外科での診察となった。血液検査やレントゲン、それに超音波でお腹が調べられた。

夜の六時頃、「急性虫垂炎です。抗生物質で炎症を押さえ込むことはできるかもしれませんが、手術が必要となる可能性が高いように思います」と外科医から説明を受けた。Bさんは通院で抗生物質を服用するものだと思ったが、医師は外科への入院を前提にしていた。「入院はできません。もうすぐ私の一生を左右する演奏会があります」と言ったが、医師はしばらく考え込むようにして、「これははっきり言えますが、演奏会の出演は無理です」。「絶対に出ます」と言って、Bさんはさらに「先生にはそれを止めることはできません」と付け加えた。

外科医は、Bさんが膝を抱えるように横たわる診察ベッドの傍の椅子に座り、「確かに、私には出演を止めることはできません。しかし、率直に申し上げて、あなたの体がそれを許してはくれません」と言った。外科医が気遣いつつ対応してくれることはわかったが、Bさんの頭の中は「なぜ」という言葉で一杯になった。その言葉が涙になってあふれ出た。

結局、Bさんは翌日、急性虫垂炎の手術を受けることになった。虫垂が破裂して炎症が腹部全体に広がるその寸前であったが、手術それ自体は三〇分ほどであっけなく終わった。演奏会には、同じ専攻科の二年後輩が大抜擢で代演した。Bさんは五センチほどの小さな創あとだけを残し、六日目に退院した。

代演した後輩の演奏は高く評価され、これをきっかけに彼は活動拠点を海外に移した。ほどなくBさんは母校に講師の職をえた。新たな演奏会の予定はない。入院前後の記憶は消えないが、できるだけ思い出さないようにしている。「なぜ私に、こんなことが」という答えのない問いを繰り返すだけであった。しかし、医師や看護師たちのさりげない気遣いと、親しみのある温かさが残っている。Bさんは、先に進むべき物語をいまだ見出していないが、この温かさの実感を手がかりに新たな表現を試みはじめている。

(3) 自己了解とその変様を支えるもの――他者承認という心柱

前節のAさんとBさんの体験を手がかりに、病気に伴う自己了解の変様の要請を掘り下げてみます。医学的には、Aさんは白血病、Bさんは虫垂炎という診断です。二人には、①身体の不都合、②不条理感、③自己了解の変様の要請、の三つが存在しました。

病気の前は二人とも充実した日々を過ごしており、先の見通しも明るく、安定した自己了解が成立していました。安定した自己了解が成立しているときの心のうちには、自分の人生が自分だけでなく他者からも認められているという実感を伴います。これを自己了解の他者承認と表現してみましょう。

この他者承認とは、具体的には支持や応援ですが、その客観性や実効性という面よりも、まずもって自分自身の内面にある実感に大事な意味があります。そこで比喩的に自己了解を支える他者承認を「心柱」と表現します。

心柱とは五重塔などの中心にある柱で外部からは見えません。塔（建物）自体とは上部でのみつながっているだけで、タイプによっては柱の下端は地面と接しないで、ぶら下がっているもの（懸垂式）さえあります。この点、建物本体の一部として全体を支える最も大きな柱である大黒柱とはちがいます。心柱は建築物とはつながってはいますが、分離された構造体です。

五重塔の高い耐震性は心柱が関係すると考えられています。二〇一二年に完成した六三四メートルの東京スカイツリーでも建物本体とは分離された心柱が中心にあり、五重塔になぞらえこの工法は心柱制振と言われています。自己了解の動揺やさらに崩れを防ぐのに重要な点に着目して、他者承認を心柱になぞらえました。

他者承認は、現代医療が直面している課題を解き明かすための重要なキーワードでもあり、ここで少し詳しく検討しておきます。自分が受け入れ生きている人生が、他者からも受け入れられているという、その人の内面の体験（自己了解の他者承認の実感）は、他人はそれを外部から確認できません。このような性質を持つ体験を「内在」と表現することにします。例えば、痛みは内在の典型です。痛みを客観的に評価するために医学は苦労を重ねていますが、痛みはこれを体験する人の内面のみに存在します。自己了解も人の内面にのみ存在し、他人がうかがい知ることはできず、これも内在です。またその他者承認も（その人の内面のみに存在し）やはり内在ということになります。

Aさんの白血病は「完全寛解」しましたが治癒したわけではありません。しかし、その後は社史編纂室・特別研究員という新たな仕事と立場を受け入れており、内在としての自己了解は安定しています。これは社内の人たちや、社会一般の（Aさんの著作への）読者からの高い評価からもたらされた他者承認（＝心柱）に支えられています。自己了解（建物そのもの）がまずは定まり、それが他者承認（＝心柱）とつながることで、Aさんの人生の新たなストーリーの展開が始まり、その先が見えるようにもなってきました。

Bさんの虫垂炎は治癒しましたが、その後の自分を未だ受け入れることができていません。内在としての自己了解が不安定で、そのため指揮者である夫や同僚から演奏者としての高い評価が以前と変わらずあるにもかかわらず、これらは心柱としての役割を担っていません。

自己了解の変様の要請とは、自分の人生のストーリーの書き換えを迫られることであり、これは病気に限らず経済的、社会的な状況の変化でも起こりえます。原因が何であっても、この要請に応えることは自分自身にしかできないことです。特に病気の場合は、不都合が生じた自分の身体と向き合うことが自己了解の変様に応えるうえでなにより重要です。そして、変様した新たな自己了解が心柱としての他者承認で支えられることで、病気により変更させられた自分の人生の新たなストーリー展開を受け入れる条件が整います。Aさんは再発への不安を含め白血病という深刻な病気に伴う、自己了解の変様の要請に応えたということです。

＊

このように病気とは、これを患う本人にとって、①身体の不都合があり、②不条理を感じ、さらに加えて、③自己了解の変様が迫られる事態です。では、このような病気に対し、人はどのように向き合ってきたのでしょうか。次章では、その変遷を追うこととします。

第二章　医療はどう移り変わってきたか

国語辞典では、「医療」の項目には「医術で病気や怪我を治すこと」という意味のことが書かれています。二〇世紀後半にわが国で編纂された医学辞典には、「医療」は解説されるべき項目のリストにありません。これは二〇世紀の医学辞典の編纂者たちが、医療に関しては国語辞典以上の説明は必要ないと判断した結果でしょう。

もし「医療＝治すこと」とすれば、治らない病気や怪我の患者への医療はどうなるのでしょうか？　疑問は、それだけではありません。治療により①身体の不都合の回復を目指すとしても、②不条理感や、③自己了解の変様を迫られる事態に医療はどのように関わるのでしょうか？　少なくとも二〇世紀の医学は、これらの点に関して医療の現場に有用な示唆を与えていません。

本書では、医学と医療を意識して使い分けています。医学は病気の原因や治療に関する体系化された知識であり、医療は病気の人への専門的な支援であると私は理解しています。英語のMedicineは、医学（Medical Science）と医療（Medical Care またはMedical Practice）の両方の意味を担っています。現代においては、医療（Medical Care）が自然科学の一分野としての医学

(Medical Science)を拠り所としていることの反映です。
以上を踏まえて、二〇世紀の医療を考える前に、それ以前の医療が病気の三つの構成要素やまた治療をどのように捉えていたのか。そのことを検証してみたいと思います。そこで、まずは約二〇〇〇年、時を遡ります。

1 治療がない時代の医療——養生としての医療

(1) 五賢帝時代から一八世紀までの医療

時は、帝政ローマ初期、五賢帝の時代(一〜二世紀)です。この頃の医学と医療に関し、フランスの哲学者ミシェル・フーコーが興味深い記述をしています。

医学は、病気のさいに薬や手術の助けをかりる対処の技術としてのみ理解されていたのではなかった。さらにまた、知と規則の一つの集成の形のもと、医学は何らかの生き方を、自分との、自分の肉体との、食べ物との、目覚めや眠りとの、種々の活動との、そして環境との、熟慮にもとづく関係様式を、規定するはずのものでもあった。さらに医学は、養生法という形のもと、意志的で合理的な行為の仕組を提唱しなければならなかった。(『自己への配慮(性の歴史Ⅲ)』田村俶訳、新潮社、一三六頁)

このフーコーの解説によれば、当時も医学と医療の区分は曖昧で、医療は病気をしたときの治療というよりも、およそ日々の生活全般に関わる規範から成り立っていました。医師は積極的に養生法を指導することで、人の生き方そのものに関わっていたということです。

現代でも予防医学という専門領域がありますが、古い時代の医療は現代よりも日々の生活そのものに立ち入る姿勢が鮮明です。これまでの議論を踏まえれば、当時の医療は自己了解そのものにも深く関わることになります。

医師は、自らが正しいと信じる事柄を人々に教示し、これを受け入れ守らせる役割を担います。人々の立場からは教示された生活規範を守ることで、善き市民としての自己価値が高まると同時に、他者承認も確保されることになります。この基本的構図は、まず医師が人々の日々の生活の細部に立ち入り、正しいことを示し、人々がこれに従うということに特徴があります。

当時の医師が示す正しい養生の中には、経験の蓄積から導き出されたこともあったでしょう。しかし、その養生に関する知見は、現代の医療者のそれとは根本的に異なります。すなわち、一九世紀以降は専門家があつまる学会で、事実に基づき知見をとりまとめ発表し、これは公開の場で検証が繰り返され、練り上げられています。その結果として得られた専門家間の普遍的な共通了解（学術的知識）により、医学という体系化された知識が構成されます。

これに対し医聖とされるヒポクラテスの言葉には、医術に関わる知識は弟子たちには教えるが、それ以外の誰にも与えないことが明記されており、医学的知識を閉じた集団で維持する姿勢がはっきりしています。

この古い時代の閉鎖的な医師集団に独占された医学的知識が一般の人たちに伝えられるのですが、これはより高い位置から人たちにその「正しさ」を示す構図にならざるを得ません。フーコーは興味深い考察を続けます。

議論の争点の一つはというと、医学的に備えをかためたこの〔養生〕生活は医師たちの権限にたいして、どの程度まで、いかなる形式によって依存するか、という点であった。往々にして医師たちが自分の患者の生活をひとり占めにして事細かく口ばしをいれるその仕方は、哲学者たちが行なう魂の教導の場合と同じく、批判の槍玉にあげられていた。

（前掲書、一三六頁）

当時は、哲学と医学・医療が近い位置にあり、魂の救済のために哲学者はあれやこれやと日々の生活に口出ししてうるさがられたのでしょう。同じように、医師も人の日々の生活の仕方そのものに「正しさ」を示していました。医師側が正しいとする日常生活を細かく打ち出しこれに従うことを求め、一方、人々はその細かさに辟易として腰が引けていたらどうでしょうか。こうなれば、一般の人たちにとって医師は、うるさい存在であったでしょう。

帝政ローマ初期の医師の社会的地位や権威も検討の余地があるし、フーコーは「批判の槍玉」の具体的内容は書いていません。しかし、もし専門的知識を持つ者として、正しい答えを知り、迷える人々を教導するような態度であれば、これは現代医療でも批判の対象となっているパターナリズムそのものです。

パターナリズムとは、温情的父権主義とも訳されます。強い立場のもの（例えば、医師）が弱い立場の者（例えば、患者）のためとして、その人の意思には関係なく弱いもの生活や自由・権利に強制的な干渉を行うことをいいます。親と子、君主と臣民、そして専門家と素人の間にパターナリズムの関係が、特に、近代以前には明確に見出すことができます。

一般的に専門家が正しさを教示する場合、まず専門家が特定の正しさを自明とすることが前提です。そして、この正しさを人々に行き届かせ、実行されることを目指すのがパターナリズムです。二〇〇〇年前の五賢帝時代の医師が、市民に日々の正しい生活を教示する姿勢に忠実であれば、これは生活全般に関わるべきで、現代医療よりもパターナリズムは色濃く医療に染み付いていたでしょう。

そしてフーコーは、当時の医療における養生という総体的な規定の中で「医学は性の快楽の問題を提出する」と語ります。性の問題を含め、この五賢帝の時代の医学や医療の発想と重なり合う記述を、一八世紀はじめの我が国に見出すことができます。

養生の術をまなんで、よくわが身をたもつべし。是《これ》人生第一の大事なり。人身は至りて貴《たっ》とくおもくして、天下四海にもかへがたき物にあらずや。然るにこれを養なふ術をしらず、慾《よく》を恣《ほしいまま》にして、身を亡《ほろ》ぼし命をうしなふ事、愚なる至り也。（貝原益軒『養生訓』巻第一　総論上、岩波文庫）

欲に溺れて、気ままな振る舞いから身を滅ぼすのは愚か極まることであり、まず養生が人生で一番大事なことだという主張です。これは貝原益軒の『養生訓』の冒頭に書かれています。『養生訓』には、およそ衣・食・住の全てにいたる細かな規定が書かれています。この全体的な生活のコントロールの中で性のことも言及され、これはフーコーが五賢帝の時代に見出した性と同じ配置になっています。

貝原益軒も日々の生活に密着する姿勢が明瞭であり、「これが正解である」という揺るぎない信念をもって語る内容を、人々が生活の中で実践することを願っています。

（2）養生の意味——欲望と身体

養生は、古代から現代に至るまで、人々の生活に深く関わっています。養生の本質的意味に検討を加えますが、これは一九世紀に登場する治療医学の意味を理解するうえでもとても重要です。結論を先にすれば、養生とは人の欲望と身体の能う力とのバランス調整のことです。そこで、まずは欲望から話をしたいと思います。

人は自分なりの望みや願いを持って生きていますが、この動因を欲望と表現しましょう。表現としての欲望は、野生の猛々しさや現代社会の隠微さを象徴するような言葉ではなく、まずは自分の人生の物語をより良く生きたいという願いといった程の意味で捉えてください。

ではこの欲望は、どんなときに強く意識されるでしょうか。自分の欲望が常に完全に充足されなんの問題も生じない状態、すなわち、万能な神のような存在なら、逆説的ですが自分の欲望は意識されることはないでしょう。なぜなら、常に完全な充足とは何かを欲する必要がなく、したがって欲すること自体が意味を失うからです。

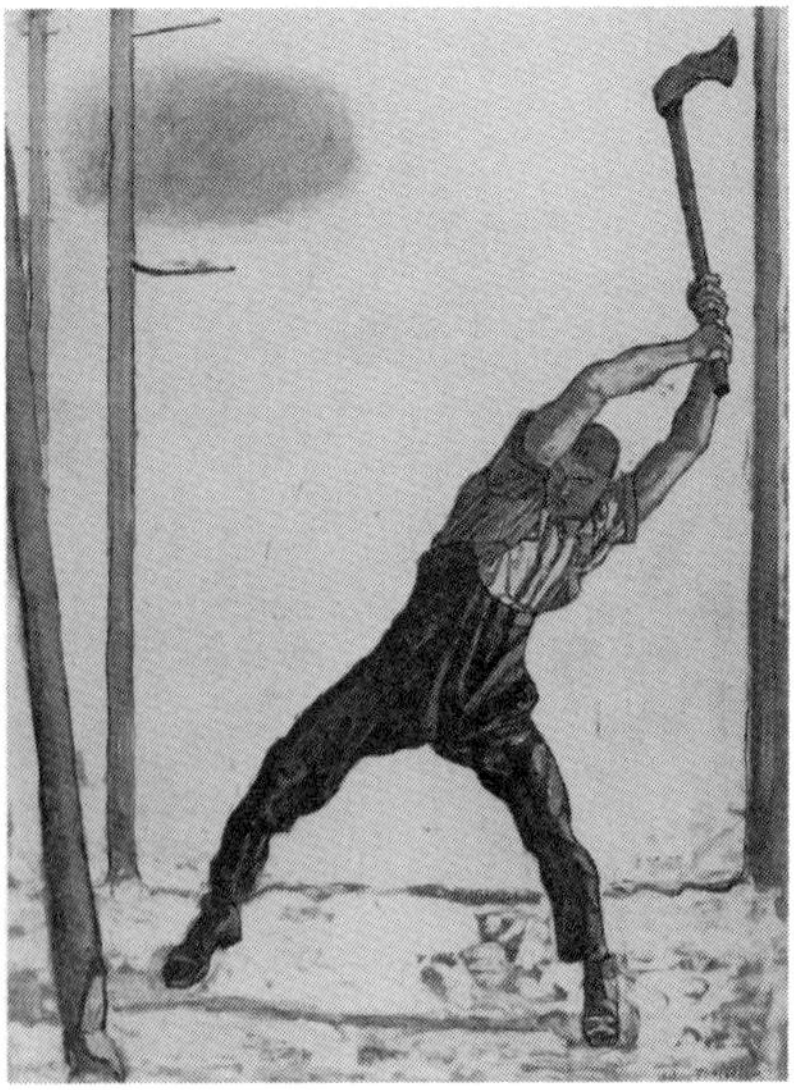

ホドラー「木を伐る人」（1910年）

しかし、いまは手元にないが手が届く場所にそれが在ることや、いまだ何かを達成できていないがその達成を願うとき、ここに欲望がはっきりとした姿で現れます。食欲や睡眠のような生理的欲求だけでなく、人はいろんな目的や目標を持つことができます。健康を維持し、より望ましい自分の人生を思い描き、そのように生きようとすることは誰もが持つ欲望です。

さて、この欲望を叶えるには、元手が必要です。「体が資本」と表現されるように〝能う力〟を持つ体が、自分の欲望を満たすための元手です。この元手となる身体として、まずは肉体をあげることができます。人が何らかの目的をもって肉体を動かす場合を考えてみます。

スイスの画家ホドラー（一八五三～一九一八年）の「木を伐る人」という絵が倉敷・大原美術館にあります。

開いた両足で大地を踏みしめ、両手で握った大ナタを全身しならせ頭上に大きく振り上げ、振り下ろす直前の一瞬を描いています。私はこの絵を「木を伐るという意志と、「伐れる」という自信と、手応えのある一撃を確信していることがうかがえる」と評したことがあります

（『救急医学』二〇〇六年、三〇巻、一一二七〜一一三三頁）。傷つけてはならない血管のすぐ傍の病巣を、外科医がハサミで切り取る直前と同じ緊張感が張りつめる絵です。

この木を伐る人にとって、肉体を支える骨や、この骨を動かす筋肉やこれらを制御している神経は意識されていません。木を伐るという目的に向かい、骨・筋肉・神経（肉体）は意識されないという意味で木を伐る人にとって透明です。同じように、振り上げられた大ナタも（木を伐るという目的達成では意識されない）透明な存在です。身体は肉体だけでなく大ナタのように（目的達成において）透明性が確保されたモノからなっています。

身体を構成するのは、モノ（肉体や道具）だけではありません。自動車を運転しているときを想像してください。左折するために一旦停止して、信号の青と人などの障害物がないことを確認して、左折のウインカーを点滅させ、ブレーキからアクセルに踏み換えてハンドルを回せば自動車は道を曲がって進むはずです。この時、自動車のエンジン、シャフト、ブレーキ、タイヤなど（モノ）は意識しておらず透明性が確保され、身体を構成しています。

同時に、左折時の一旦停止や安全確認を含む交通規則（コト）も意識されないという意味で透明性が確保され、運転者の身体を構成しています。

身体を構成する透明なコトについての別の例です。"Tom love Betty."が何か変で、"Tom loves Betty."で落ち着く場合、あなたには「三単現のｓ」という英文法が透明なはずです。外国語を話せるようになるとは、単語や文法だけでなくその言葉に関わる文化などもろもろの事柄が透明となり身体を構成するということです。

日常生活を送る場合、身体は透明なモノやコトから構成されています。この身体の透明性は、身体の能う力が（目的達成という）欲望とバランスが取れていることに由来します。

さて、ある農夫がクワを握るときに親指の付け根に痛みを感じたとします。これは身体の不都合ですが、この時「親指の付け根が痛い」と身体は透明性を喪失し、言葉で捉えることができるという意味で客体化（非透明化）します。この客体化した事態は、医学的には「長母指伸筋の腱索に圧痛を伴う炎症がある。診断は腱鞘炎」と概念化して捉えることができます。

このように身体の不都合としてその透明性が喪失するとき、欲望（クワで畑を耕すこと）と身体能力（耕すことが叶わない状態）との間にバランスの崩れが生じています。このバランスの崩れを不条理と捉え、さらにこの事態により自分の人生の今後の物語を書き換える必要に迫られるとき、前章で説明したように病気の三要素が揃います。

その対応として、欲望を抑えて、低下した身体の能力とのバランスを再調整するのが、養生のエッセンスです。老いに伴う身体能力の低下を「致し方なし」と受け入れるのも、「老いたのだから」と欲望を抑えることであり、これは養生と基本的に同じ姿勢です。議論を先取りすれば、一九世紀以降の治療医学は、欲望を抑制するのではなく、身体の能う力を元に回復させることで欲望とのバランス調整を目指す点が、養生の発想と決定的に異なります。

貝原益軒は、欲に溺れて、身を滅ぼすことは、愚であると断じます。すなわち、欲望の勝手気ままな増大は命を喪う元凶であり、人は無自覚に生きると、身体が耐えうる以上に欲望を増大させる危険がはらむことを直観しています。だから、日頃から欲望を抑えることが、より良く生きるには不可欠だということになります。

病のないときに、苦しい病気のことを常に思い出し忘れてはなりません。病気でないときに、慎みをもって勝手な振る舞いをしなければ病気も起こらないのだから、生活の細部に至るきめ細かな規範を示しています。これは欲望の増大にタガをはめることに他なりません。

フーコーは、「養生法のこれらすべての主題は、（中略）生活にかんするいっそう綿密な枠組を提案して、その原理を遵守したいと望む人々には、身体への心配りをいっそう常に怠らない注意を喚起するのである」（前掲書、一四〇頁）と解説します。「こうした細々したあらゆる事柄についても常に医師に問い合わせるのは、うんざりさせられるし不可能である」（同、一三七頁）としても、古代ローマの人々は「一日中、用事のために時間の余裕がなくても、僅かな暇をさいて、curatio corporis〔体の健康管理〕に当てるべし」（同、一三九頁）と求められます。

フーコーが解説する一〜二世紀でも、貝原益軒の一八世紀でも、養生を正しく理解しこの適正な実行を求めるという点で、医師と人々は日々の生活において深く関わることになります。このように文化や文明を異にしても古代から近代に至るまで日々の生活の中に、養生としての医療がしっかりと組み込まれていました。

養生が医療の大きな部分を占めたのは、治療に関する知識や技能が極めて貧弱であったことが、まずあげるべき理由です。同時に養生が人々の間に根を張るための前提条件が整っていたことも、養生を中心とする医療が長い期間継続し得た理由です。すなわち日々の細々した事まで互いに気遣い合うことのできる地域社会の存在です。

このような社会を、西研氏は「いつもどこかで赤ん坊を配慮している、というような、いわば「他者を配慮《ケア》する身体性」を身につける」（『集中講義　これが哲学！』河出文庫、一五九頁）ことのできる社会と表現しています。

このような古い時代から続いた家父長的な大家族や村社会の議論ではなく、ここで強調したいことは、近代以前の地域社会では、日々の生活を厳しく律する養生に関して、互いの視線がおよびやすい人と人の密な関係が維持できる条件を持っていたということです。

一九世紀の産業革命から、二〇世紀の都市化による地域社会の変質とともに、養生としての医療は影をひそめていきます。この同じ時期に、社会において自立した個人を前提とした治療医学が興ります。この展開の詳しい検討は次章に譲ります。その前に、現代医療に比べて治療手段のほとんどなかった時代の医師は、病の耐えがたい苦痛にさいなまれる人にどのように対応したのでしょうか。次節では、この時代のある名医を紹介したいと思います。

(3) 名医ケサリード——医療者としてのシャーマン

医学史の中にケサリードの名はありません。一〇〇年以上前の男性で、カナダ・バンクーバー地方のクワキウトル語を話す部族の一人です。医療者としての呪術師(シャーマン)の「トリックを見つけたいという好奇心、あばきたいという願望にかられて、彼は足しげく」シャーマンのもとにかよいます。その内にシャーマンから仲間にならないかと声を掛けられて、なんとその仲間となります。ミイラ取りがミイラになった感じです。

そしてケサリードは、秘伝をさずけられます。このシャーマンたちは、病を治す施術に際しあらかじめ鳥の綿毛を口の中に隠し、「潮時に自分の舌をかむか歯茎の血を出すかしてからこれを血まみれにして吐出して、おごそかにこれを病人と居並ぶ人たちに」、これが病気の原因だと示します。要するに、ペテンです。「シャーマンたちに対してかけていた最悪の嫌疑が真実であったこと」を確かめたケサリードは、そこを去るのかと思いきや、「なおも調査を続けたいと思った」ようです。探究心の強い人だったのでしょう。

「彼がシャーマンに弟子入りしたことは外部にも知れはじめていた。こうして、ある日、彼はある病人の家族から招かれた。彼らは夢でケサリードがその救い主であることを知っていたのである。この最初の治療はすばらしい大成功だった」。ケサリードは「大シャーマン」、要するに名医として有名になります。

このケサリードの物語は、レヴィ＝ストロース（二〇〇八年の一〇〇歳の誕生日を当時の仏大統領サルコジ氏が自ら自宅に出向き祝った人物）の著作『構造人類学』第九章（この節で「」で囲った部分は同書からの引用です。荒川幾男他訳、みすず書房）に掲載されています。

大シャーマン・ケサリードは他の部族のシャーマンから挑戦を受けるような人物になります。その部族のシャーマンは自分の手に唾を吐き、これが病気だといって示しますが、さしたる治療効果はありません。ケサリードは「自分のよりももっと虚偽であり、もっと欺瞞的で、もっと不誠実な術」であることを知り、これらのシャーマンを駆逐します。ケサリードは、血まみれの綿毛が、病気の原因などでないことを知っています。では、なぜ彼は他の部族のシャーマンより優れた治療者たりえたのでしょうか。

レヴィ＝ストロースは、シャーマンたちの治療は、「肉体が耐えることを拒む苦痛を、精神にとっては受けいれうるものとすることにある」（二一八頁）と評しています。病に伴う苦痛は、それが肉体的であれ、精神的であれ耐え難いのは、現代もシャーマンたちが活躍した時代も同じです。しかもこの苦痛が説明できない場合、これはまさに山上憶良が感じた不条理であり、本人には全く受け入れ難い事態です。しかし、基本的には身体の不都合を治すこと（例えば、坐骨神経痛を神経根ブロックで治すこと、人工透析による尿毒症の回避、腎移植による慢性腎不全の治療等々）はシャーマンたちにはできません。

「患者が受けいれないのは、辻褄の合わない気まぐれな苦痛であり」、ケサリードはこの事態が腑に落ちることを手助けするのは可能です。これが「精神にとっては受けいれうるものとすることにある」ということです。第一章でのべた病気や怪我の三要素（①身体の不都合、②不条理感、③自己了解の変様の要請）のうち、ケサリードは不条理感に焦点を当てています。

苦痛を耐えがたくする要因としての不条理感をぬぐうことを目指すのですが、ケサリードの施術が有効であるためには必須の前提条件があります。それは共同体による世界観の共有です。まず、ケサリード自身は悪霊や守護神や魔術的動物の存在を信じて疑わず、患者を含めその地域の各部族の人たちも、自分と同じであることを彼は確信しています。また患者や地域の人たちも同じように悪霊や守護神の存在を信じており、お互いに他の人たちも同じであると確信しています。この確信の共有が、一定の世界観を持つ共同体の実相です。

ケサリードは、自分の意思でシャーマンの仲間に入りました。この点にのみ着目すれば、現代人と同じように職業選択の自由が確保されているように見受けられます。しかし、現代人とは異なりこの地域の人たちと世界観を共有しなければ、シャーマンとして生きることができません。

『構造人類学』には、地域の人たちからシャーマンとみなされなくなった人が部族から排除され悲惨な末路をたどることが紹介されています。実はこの悲惨さは世界観を共有しない部外者とみなされたことが原因で、シャーマンと認める以前の問題です。すなわち、部族とともに生きる資格のない存在として、その地域社会から徹底的な排除の対象となります。ケサリードはその地域の部族の一員として世界観を共有し、この限定の中でシャーマンという職業を選択したということです。

現代の医療者は、信じる宗教や政治的信条を含み、その個人がもつ世界観は基本的には関係なく、公的資格や技能により社会から医療者として認められます。

これが医療現場においてどのような違いとして現れるのでしょうか。世界観の共有は、人が物事を把握する基本枠組みとなります。この基盤の上で、ケサリードは医療者として、患者は患者として、そして村の人たちもケサリードの施術を見守り患者を力づける者としてそれぞれの立場を確保して時と場をともにすることが可能です。その地域に住む人たち（世界観の共有者）が加わることによって、より強力な施術の場ができます。事実、ケサリードの施術には多くの村人が立ち会います。

その施術は、悪霊や魔術的動物が、どのようにしてその苦痛をもたらすのかこれを説明し、その原因を突き止めることから始まります。悪霊との戦いを演出し、この戦いに勝利し病気の本態を摑み取り、ケサリードの場合は血まみれの綿毛としてこれを具体的に示します。この手の込んだ具体性において、ケサリードは他のシャーマンに勝ります。

ケサリードは綿毛の技のインチキさは自覚していますが、悪霊や守護神の世界を疑っているわけではなく、真のシャーマンがどこかにいることも信じています。だから彼は自分の技のいかがわしさを自覚しても、人たちが共有する世界観という基盤の上で「肉体が耐えることを拒む苦痛を、精神にとっては受けいれうるものとすること」によって優れた医療者であり得るのです。

これを荒唐無稽で文化的に劣った人々の営みとして受け取るべきではありません。肉体の苦しみがその原因すらわからなければ、その不条理さに苦痛は倍増します。しかし、悪霊や守護神を背景とした苦痛の原因の説明が、患者だけでなく、その家族さらに世界観を共有する多くの村の人たちの納得を得ることは可能です。ケサリードの施術の場に参集する多くの人たちの納得は、患者を孤立させることなく、患者自身の得心を支援することにつながり、これが苦痛を取り除く施術の効果を高めます。だからこそケサリードの施術は、多くの村人の参集が重要であり、衆人環視の中で行われます。患者自身やその家族も、人々の自発的な参集を当然のごとく受け入れています。

さて、ケサリードは自らの立場を確実なものにすることに長けています。ある日、ケサリードはコスキモー族のシャーマン四名が、ケサリードと共に患者の治療に同行します。村人が見守るなかコスキモー族のシャーマンが具合悪いと言います。コスキモー族のシャーマンが施術を始めます。患者は寝たままで、胸と腹の境のあたり部に触れ、そこに吸い付き病気の原因を吸い出すことを始めます。そして、吸い終わると顔を上げて、手に自分の唾を吐き、これが病気だといって患者や家族に示します。続く三人のシャーマンも全く同じ施術をしますが、さしたる効果はありません。

そこで、ケサリードはコスキモー族のシャーマンと患者やその父から自分が治療を行うことの了解を得ます。すなわち、まずは関係者から承認された施術者としての立場を確保します。

『構造人類学』では、この時のケサリードの施術は省略されています。しかし、ケサリードの口述記録に詳細が残されており、医学的には大変興味深い内容です。

当初、寝ていた女性患者は、ケサリードが傍に行った時には身を起こして座っていました。患者の上腹部のあたりの皮膚が膨れあがり青くなり、さらに噛み付いた痕まであることをケサリードは確認します。この皮膚の変化は、現代の医学用語では紫斑と言い、皮下に出血が起こった証拠です。要するに四人のシャーマンは、皮下出血が起こるほど強く皮膚を吸ったり、噛んで引っ張ったりしたということで、ケサリードはこの紫斑の意味を正しく理解しています。既に皮下出血を起こしている部分をさらに吸うことは、新たな痛みを加えることになります。ケサリードは、現代医学からみても妥当な病状の描写と判断を残しています。

ケサリードは患者に腹這いになることを求めます。結果的に患者は、最初に寝ていた状態から、まずは座り、次いでケサリードの指示で腹這いと体を動かすことになります。人は上向きの姿勢で長く横たわっていると、気管や気管支の分泌物が肺の背中側に溜まり、そこには息を吸っても空気が入らなくなります。だから現代の病院では、患者が自分で体の位置を変えることができない場合、看護師が体を一定間隔で左右に向きを変えることがあります。これを体位変換と言います。期せずしてケサリードは体位変換を実施しました。これを契機に痰が出て、肺に空気が入り、劇的に症状が軽快した可能性があります。

それはともかく、ケサリードはぬかりなく施術前に上唇と歯肉の間に鳥の綿毛を隠しています。舌などは噛まずに、歯肉から必要なだけの血を吸い出す技を使います。患者を乱暴に扱うことは避け背中を軽く吸い、そして歯肉から出血させるために最後に強く吸い綿毛を口に含んだままで血まみれにしつつ顔を上げます。そして自分の手のひらにこれを吐き出し、いつものように患者や周囲の参集者に、これが病気の原因であると見せます。

ケサリードの口述録の行間から〝おーっ、あれが病気の原因だ！〟と村人が互いに顔を見合わせうなずき合う姿が浮かびあがります。ケサリードの見事さは、ここで終わらないことです。こぶしを握りしめ血を滴らせ、残りを炉に入れて燃やし、病気の原因と、そして怪しい綿毛という証拠も、患者と村人の目の前で鮮やかに消し去ります。患者は翌日にはケサリードに鮭を給仕できるほどに快復しました。

施術の効果は先ほどのような医学的説明が可能かもしれません。その適否はともかく、燃やした綿毛が病気の原因でないことを知っているケサリードは、その効果の大きさに困惑します。彼の施術は、①身体の不都合そのものの軽減ではなく、②不条理感や③自己了解の変様の要請に焦点をあてています。その施術が身体的な苦痛を軽減したという事実は、苦痛の背景に不条理感や自己了解の動揺が大きな要因であることを示唆しています。

レヴィ＝ストロースはケサリードの紹介を以下のように締めくくっています。「この後も豊かな秘密を蔵した彼の経歴を、詐欺師のペテンを暴露し侮蔑しながらつづけたのであった。……彼がその職業を誠実に遂行していること、その成功を誇っていること、また対抗するすべての流派に対して、血まみれの綿毛の技術を熱烈に擁護していることは明らかであり、はじめはあれほど嘲笑していたこの術の欺瞞性のことは、すっかり忘れてしまったかに見えるのである」。レヴィ＝ストロースの批判的な気分が感じられます。

レヴィ＝ストロースには理解できないかもしれませんが、同じ医療者としてケサリードの誇りを私は肌で感じることができます。彼は患者が体験する不条理を和らげ、病に伴う身体の不都合を「精神にとっては受けいれうるものとすること」を手助けしているという自負があります。さらに患者の自己了解の変様にもいくばくかの手助けをしたという実感もあったでしょう。そしてケサリードは村人から彼の存在が認められていることを実感していたでしょう。

病気の三要素のうち、①身体の不都合に関してケサリードはなす術を持たなかったはずです。しかし、患者の不条理感や自己了解の変様に関しては、彼が患者と共有する世界観を駆使して、患者を支援したことは間違いありません。病に苦しむ人を支援するものとしての自負と、これに対する村人の賞賛と承認がケサリードの医療者としての誇りを支えています。この誇りの意味を、レヴィ＝ストロースは見落としているように思えてなりません。

ケサリードが患者と向き合う姿勢は、現代の医療者にも意義ある示唆を与えるものだと思います。彼は、「はじめはあれほど嘲笑していたこの術の欺瞞性のこと」（一九七頁）は忘れてはいません。欺瞞的でありつつも彼の施術が病に苦しむ人の不条理感を軽減し自己了解の変様に関わることを実感しつつ、このような医療者として自覚的に生きたはずです。与えられた状況の中で利用可能な手段により、誠実に医療を行った医療者として敬意を表しケサリードを名医として紹介した次第です。

＊

さて、二一世紀の病院で、患者が住む地域の不特定の人々が自発的に集まったその衆人環視の中で、診察や手術が行われることは想像できません。まずもって、たとえ患者の親戚であっても、個人情報保護の観点から患者の了解がない限り、原則として受診の事実を告げることも許されません。ここでは現代医療における個人情報保護の重要性の指摘ではなく、現代医療でなぜ個人情報保護が重視されるのか、その理由を探ってみたいと思います。

現代は法律をはじめとする社会のルールを守れば、個人の世界観は基本的に自由であり、各人がそれぞれ自分の人生の物語を思い描きつつ、これを生きることを容認し、尊重する社会です。

この社会で、個人が病気を患った場合、その身体の不都合や抱いている不条理感はもちろんですが、自己了解がどのように揺らぎ、その変様の要請にどう応えようとしているのか、これはその人にとって最も重要な事柄となります。社会が個人の自由と自律を尊重するには、医療に関わる個人情報はその個人に帰属し、医師や医療機関はこれを適正に管理するべきことになります。

医療における個人情報保護の重視は、個人の自由と自律を尊重することを社会の基本理念としたところまで根拠をたどれます。同時に、不条理感や自己了解の変様の要請にどのように応えるかは、一義的にその本人に帰属することを意味します。ここまでの議論なら、病気を患った人を突き放すように受け止められるかもしれません。しかし、すでに述べた病気の三つの構成要素を理解すれば、そのいずれにおいても支援が必要となりうることは理解されると思います。

さて、名医であったとしてもケサリードが持ち合わせていなかったのは、身体の不都合を是正する治療力です。次節では、人類がこの治療力をどのように手に入れて、これを強化していったのか、その軌跡を追いたいと思います。

2　治療のための医学と医療の時代——一九世紀から二〇世紀へ

創の縫合や、膿の切開排膿などの治療は、古代から行われていました。しかし、現代医療はそれ以前の医療とは治療に関して根本的に異なります。本節では、この医学と医療の進歩を辿ってみたいと思います。

治療のための医学と医療の源流は一九世紀にあります。さらにこの水脈を遡ると、象徴的ですがその源泉として一六三九年一〇月一六日にたどり着きます。わが国でいえば三代将軍・徳川家光の治世下で、鎖国体制が完成する頃のことです。

（1）一六三九年一〇月一六日

この日、オランダ在住の四三歳のルネ・デカルトは神父で数学者でもある友人のマラン・メルセンヌにその年の四通目の手紙を書いています。この手紙でデカルトは、メルセンヌから贈られた本への謝辞と感想の中で「真理という言葉の厳密な意味は、思考したこととその対象の一致である」と記します。

デカルトが言わんとするのは、自分が考えた事柄がその対象と一致すればこれが正しい判断である、ということです。例えば、自分が見ている対象を「リンゴだ」と思い（＝主観）、それ（＝客観）がリンゴであれば、「リンゴだ」は「正しい判断」だということです。同様に、内視鏡で胃にある腫瘍を「胃がんだ」と医師が判断し（＝主観）、その観察対象（＝客観）が胃がんなら医師は内視鏡検査で「正しい判断」をした、ということです。

一九世紀から二〇世紀の医学の進歩の核心は、医療現場で「正しい判断」のための定式化を目指した点にあります。その意味でデカルトは現代の医学（Medical Science）だけでなく、医療（Medical Care）にも深い影響を与えています。ここで注目すべきは、デカルトは考えたこと（＝主観）とその対象（＝客観）の二つを挙げている点です。人はそれぞれいろんな考え方を持ちうるので、主観にはバラツキがあるでしょう。これに対し、客観はその全体を把握できるかどうかはともかくとして、まずは実在するものとします。この実在する客観を、いかに正しく把握するか、これが認識論的な課題となります。医療現場にそくして考えてみれば、例えば、客観的存在としての胃がんを、医師がいかに的確に診断するかが、まずもって大きな課題です。

これは診断学といわれる分野の課題ですが、認識論的課題とぴたりと重なります。要するに、客観（例えば、がん細胞）が存在することを前提とし、この客観存在を主観（＝医師）がいかに的確に把握し正しく判断するかという構図が同じであるということです。

デカルト自身は、「我思う、故に、我あり（コギト・エルゴ・スム）」という言葉で知られるように、認識する主観の第一義的意義を深く洞察した哲学者です。しかし、診断学にその典型をみるように、通俗化したデカルトの発想は、客観存在を前提に、これを主観が的確に把握するというわかりやすい認識論的構図として後世に大きな影響を与えました。この構図は、科学的認識の基本でもあり、偏見や先入観を排した主観によって客観に関する「正しい判断」を蓄積することが科学なのだ、という見方が社会に定着していきます。

これは正解としての「正しい判断」が存在すると人々が受け止めたことを意味します。正解の存在は、現代は学校教育でも強化されます。設問が「○」か「×」のいずれかが正解であるという試験は小学校から大学、はては国家試験でも行われています。この学力判定の方法を一概に否定するものではありません。しかし、あらかじめ「○」か「×」のように正解が存在し、科学的思考は正解を見つけるためのもので、科学的知見がその正解だという理解が社会に広がります。

医療における正解、すなわち「正しい判断」へと導くのが医学であり、正解が体系化されたものが医学的知識という理解が、まずは医学界そして社会へと浸透することになります。

二〇世紀後半から二一世紀にかけての医療現場の混乱は、この「正しい判断」という発想を医療現場に持ち込んだことに原因があります。それも認識論的に取り扱いやすくするための一工夫を施したのですが、ここは結論を急がずに「正しい判断」を得るための定式化が、医療現場にどのように浸透していったのかを、この先の数節で説明します。

その前にデカルトが提示した、もう一つの重要な発想を紹介しておきます。それは複雑な事柄を、その原因となる簡単な事柄で説明しようとするものです。例えば、太陽系の惑星の運行を、運動の三つの法則（慣性の法則、力＝質量×加速度、作用・反作用の法則）で説明するのはこの典型です。複雑さを、それを構成する要素に、次元を減らして（＝還元して）説明しようとするこの発想は、要素還元主義といわれます。医学では、例えば、結核は結核菌の人への感染である、という考え方も要素還元主義の発想に基づきます。一九世紀には、医学は要素還元主義的発想で病気の原因とそれを取り除く「正しい判断」という枠組みを、まず感染症治療の分野において応用し、輝かしい成果を得ます。この一九世紀の医学と医療を概観することとします。

（2）細菌学から、外科治療へ

主観と客観の一致（主客の一致）に基づくデカルト的真理観に裏付けされた近代科学は、一九世紀には明瞭な形で医学に影響を及ぼします。パスツール（一八二二年生）が細菌の発生が加熱により抑え得ることを実験で示します。そして低温加熱殺菌によりぶどう酒の腐敗が予防可能なことも見出します。この研究成果に、英国人外科医リスター（一八二七年生）が着目します。

リスターの課題は、当時多くの人の命を奪っていた創の化膿を抑えることでした。そこで、創の化膿とは傷口からの微生物の侵入と考え（これが作業仮説で、「主観」に相当）、当時汚水の臭い消しとして使われていた石炭酸（有機化合物でフェノールとも称され、細菌を死滅させる）で浸した包帯での処置を始めます。この処置で創の化膿は激減し、死亡率の低下（これが「客観」）が示されます。

リスターの研究は、まずは創の化膿という複雑な病状を細菌感染という事態に単純化（還元）することが起点で、これは要素還元主義的発想の典型です。医療現場で石炭酸を用い死亡率低下という「主客の一致」を示し、デカルト的真理観に基づく論証を行っています。これが一八六〇年代の話で、日本史で言えば幕末動乱の時代のことです。

パスツールに続き約二〇歳年下のコッホ（一八四三年生）の活躍で細菌学は黄金時代を迎えます。コッホはある感染症の病原体を特定するために、以下のような原則を示します。

① ある一定の病気には一定の微生物が見出されること。

② その微生物を分離できること。
③ 分離した微生物を動物に感染させて同じ病気を起こせること。
④ そしてその病巣部から同じ微生物が分離されること。

これはある微生物を特定の病気の原因と考えた場合（これが「主観」）、それが事実（客観）と一致することを確認する医学的手順の定式化と見なせます。ここで指摘したいのは、このコッホの原則は精密な実験可能な環境（施設・設備・人材等々）を前提に成り立つことです。この確実な状況のもとでその病原体の感染に還元して理解する要素還元主義的な発想そのものであり、デカルト的発想の影響が明瞭な形で現れています。この要素還元主義的発想は、医学では特定病因説として定着します。そして、その後の医学・医療は特定病因説に支えられ、またこの考え方を強化する方向で進歩します。

コッホより一〇歳ほど若いエールリッヒ（一八五四年生）が、「魔法の弾丸」という考え方を示します。この弾丸は、撃ち込んでも人には無害ですが病気の原因だけを打ち砕くという意味で魔法と形容されています。一九世紀から二〇世紀初頭の細菌学を中心とした医学の基本戦略は、まず、コッホの原則に従い感染症の病原体を特定します。病原体が特定できれば、これがその病気（感染症）の特定病因ですから、それを取り除けば病気の原因がなくなり、病気は治るはずです。極めて単純ですが強靭な発想です。医学が目指すことは、病因を打ち砕く「魔法の弾丸」を見つけ出すことであり、これは治療のための医学ということになります。

この発想は一九世紀に明確化します。そして、一九二九年のフレミング（一八八一年生）によるペニシリンの発見と、一九四一年のフローリーとチェインによるペニシリンの単離により、治療のための医学は偉大な金字塔を打ちたてます。

細菌の最も外側の構造は細胞壁で、人を含む動物の細胞にはこの細胞壁はありません（動物細胞の最も外側の構造は細胞膜です）。そして、ペニシリンは細菌のみにある細胞壁の合成を阻害します。ペニシリンにより細胞壁を合成できなくなると細菌は死滅します。しかし、人の細胞は細胞壁を合成しないので、ペニシリンはこの点では人に害を与えません。まさに「魔法の弾丸」に限りなく近い物質と言えます。やがてペニシリンは、世界中の医療現場で実際に使用され、多くの人の命を救います。医学が「魔法の弾丸」に近いものを開発し、これが医療現場に供給される輝かしい時代の到来と理解されました。

＊特定病因説と「魔法の弾丸」に関しては、Ｂ・ディクソン『近代医学の壁――魔弾の効用を超えて』（奥地幹雄・西俣総平訳、岩波書店、一九八一年）を参照しています。

医学は、デカルト的真理観に裏づけられた要素還元主義的発想により、細菌学の領域で特定病因説を洗練させていきます。その結果として「魔法の弾丸」の開発に着手し、二〇世紀中頃にはこれを手に入れたと宣言してよいような状況となります。この事実は医療者、特に、医師のあり方に大きな影響を与えます。すなわち、比喩的ですが医師は、「正しい判断」に基づき「魔法の弾丸」を撃ち出す射手ということになります。ここで注目すべきことは、それ以前の時代のように、医師は患者の生活全般にあれこれと関わる必要はなく、まして患者と世界観を共有する必要もありません。射撃に必要な諸条件を入手し、確実な状況を確保して患者に存在する標的としての病因を打ち砕くことこそが医師の使命の中核となっていきます。

要素還元主義的な特定病因説と（主客の一致に基づく）デカルト的真理観は、一九世紀から二〇世紀初頭にかけて、細菌学や感染症の領域だけでなく外科学でも着実に定着していきます。

右下腹部の大腸の一部である盲腸には、その先に細い盲端状の管があります。これが虫垂で、ここに炎症が起こると虫垂炎となります。この虫垂炎が、その根元に位置する太い盲腸の周囲にまで炎症が波及し病状が進行すると、そこに膿が溜まります。

こうなると現代では盲腸周囲炎と診断されますが、一九世紀中頃ではこの状態で発見されるのがほとんどでした（現在でも、虫垂炎を盲腸炎と称することがありますが、古い時代の名残でしょう）。虫垂炎で化膿した部分が破裂して膿が腹部全体に広がると、現代でも腹膜炎で亡くなる危険があります。前章の音楽家Bさんの手術は、虫垂が破裂する一歩手前で行われました。

一九世紀末までは、虫垂の炎症が幸運に恵まれて盲腸に沿った部分にのみ広がり、盲腸の周囲から皮下に膿が溜まる場合に限り外科治療の対象でした。この場合に、皮膚を切開して膿を出す処置が行われていました。一八八〇年代には技術的には虫垂の切除も可能でしたが、盲腸周囲炎は虫垂炎が進行したものであることは理解されていませんでした。

一八八六年に、米国ハーバード大学のフィッツが、盲腸周囲炎二〇九例と虫垂炎二五七例の解剖結果を比較し、この二つが同じ疾患であることを示します。要するに、盲腸ではなく虫垂の炎症がこの病気の本態（特定病因）であり、虫垂の早期切除で治療可能という見解（主観に相当）が示されました。細菌学でいう特定病因説ほど洗練されてはいませんが、治療のために何を排除すべきか、すなわち病因に照準が合わされています。

この三年後には、マックバーネイ（虫垂炎の診断で現在の医学書にもその名を残しています）が虫垂切除術を七例に実施し六例の成功（客観に相当）を報告します。この手術による六例の治療成功は、それまでに比べはるかに優れた結果でした。すなわち、解剖結果から虫垂の炎症が原因でその早期切除が適切な治療という（主観的な）判断の正しさが、マックバーネイの手術による治療成功（客観的事実）と一致しました。

この主客の一致の確認により、虫垂炎には虫垂切除術が治療のための「正しい判断」として外科医に提示されたことになります。一九〇二年には、戴冠式を控えた英国のエドワード七世が虫垂炎になりますが、虫垂切除術により治療に成功します。虫垂切除術は虫垂炎の原因除去の方法（治療法）として、世界中の医師に受け入れられ評価が定まります。

（3）病因除去を目指す医療

一九世紀に興った医学は、病気の三つの要素（①身体の不都合、②不条理感、③自己了解の変様の要請）のうち、①身体の不都合に関して、詳細な分類を策定し、その診断と治療、すなわち、身体の不都合の是正に焦点をあて知識の体系化を目指すことになります。

それ以前の養生の時代では、欲望を抑えて身体能力とのバランスの調整を図りました。しかし、特定病因説に基づけば、病因を除去することで身体の不都合は回復できるはずです。一九世紀に至って医学は、それまでの養生という欲望の抑制から、治療による身体の不都合の是正へと大きく発想を転換します。

病因には、細菌や腫瘍などと種々あります。しかし、原因（病因）が何であれ、これを取り除くことにより治療が達成されるという考えが一九世紀に明確化されます。これは治療により

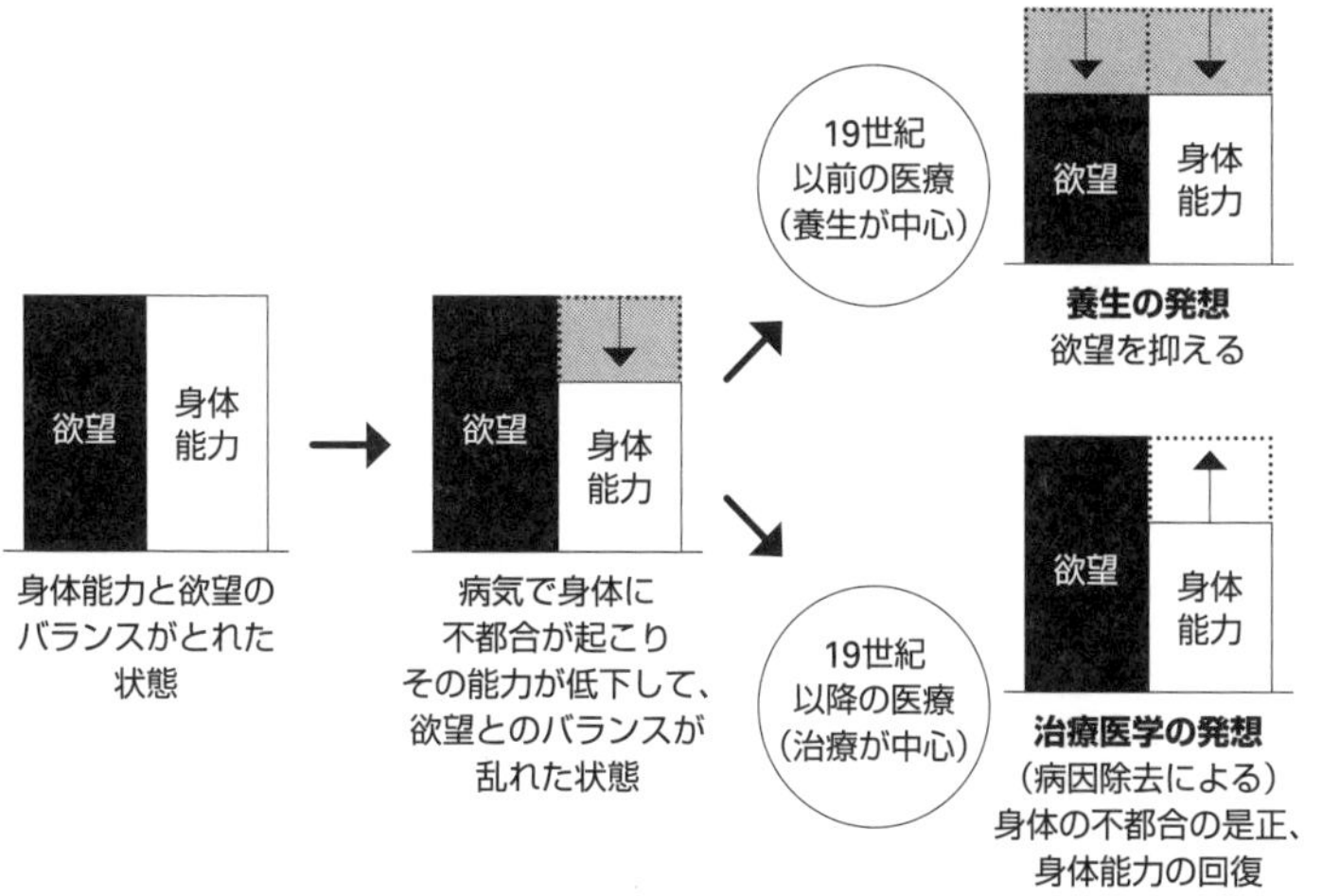

身体の不都合を解消すれば事足りるという、理屈としてはわかりやすく、明るい見通しを信じて疑わない一九世紀の気分を反映しています。要するに、「正しい判断」に基づき病因除去に必要な諸条件を確保し、確実な状況下で治療を行えば、好ましい結果に至るという素朴で明快な構想の上に、医療が組み立てられていきます。具体的には治療に必用な確実な状況を効率的に確保すべく、病院という組織や、医療制度といったものの社会整備が始まります。

治療は人類の歴史とともに始まりましたが、長くその手段は限られていました。一九世紀には、化学や生物学の知識が蓄積され、また、新しい物質の合成技術も飛躍的に進歩しました。このような学術的成果によるインフラ整備に支えられ、治療は一気に進歩発展します。そして主客の一致によるデカルト的真理観で認識論的な支えをえた「正しい判断」という発想が医療の現場にも広がっていきます。やがて、この「正しい判断」を医療現場で具現化できる確実な状況を確保し効率的な治療を実施するという、人類史上かつてなかった壮大な医療システムの構築が二〇世紀には現実のものとなっていきます。

養生から治療へと重心が移動したこの医療の特徴を患者側からみてみましょう。最大の特徴は、患者は医療者に病因除去を任せることさえすれば良い点にあります。すなわち、養生という自らの欲望を抑制する地道な日々の努力からは解放されます。古代ローマ市民のように、医師から生活の細部に至る指導や干渉を受ける必要はありません。患者には、医師と世界観や心情の共有や宗教が同じであることも求められません。医師が手にした治療手段はより洗練され「魔法の弾丸」にさらに近づきます。患者として注意すべきことがあるとすれば、それは自分の病気の原因を医師が取り除き易くするように協力することです。

医療側からすれば、何よりも大事なのは医師の病因除去の巧みさであり、その技量を最大限に発揮できる確実な状況を確保することです。不確実さは照準や射撃のタイミングを乱すことになり最小限に抑えるべきです。不確実さを制御する具体的方策は医療の各分野で器具の開発・改良でどんどんと進みます。これに伴い認識論の理念的な「正しい判断」は、医療現場では、現実的でわかりやすい「確実な状況下での意思決定」という発想へと置き換わっていきます。

一九世紀に興り、進む方向を定めた治療のための医学、その直系末流が現代の医学です。この一九世紀の初頭（一八二一年）に初演されたウェーバー作曲の歌劇「魔弾の射手」の原題は、〝自由射撃〟（Der Freischütz）です。この「魔弾」は確実に狙った標的を射抜きますが、一発だけは悪魔の思い通りになります。そして射手が狙った標的には向かわず、悪魔が引いた弾道を飛翔し人を傷つけます。医学は、病因を確実に打ち砕く「魔法の弾丸」を構想し、これを医療現場で活用することが一九世紀末には現実味を帯びてきました。「魔法の弾丸」が手に入れば射手としての医師は、病因を射抜けば病気を治すことができます。

しかし、悪魔が操る「魔弾」と同じ危うさが、医師が手に入れた「魔法の弾丸」にも紛れ込んでいます。そして、二〇世紀の最大の問題は、この危うさを取り除こうとしなかったことではなく、その意味を十分に解きほぐさなかった点にあります。危うさの意味を解きほぐすとは、リスクといわれるものの分析や軽減策そのものではなく、リスクの意味の本質を捉えようとすることであり、この姿勢の曖昧さが医療に大きな影を落とすことになります。では、続いて二〇世紀の医学と医療の展開を追いかけてみたいと思います。

3　二〇世紀の医学・医療——その進歩と混迷

医学に支えられ成り立つ二〇世紀の医療は、それ以前に比べ、身体の不都合の是正、すなわち、治療力は圧倒的な強力さを持ちます。この治療力を背景に医療は、身体の不都合を「治すこと」へと還元されていきます。二〇世紀後半には、強力な治療力は社会に普及し、医療に関わる社会的状況は飛躍的に改善し、医療とは病気を治すこと、という理解が社会に広く浸透しました。医学と医療はともに進歩を続けるのですが、やがて社会との間にきしみが生じます。

本節では、二〇世紀後半の医学と医療と社会のきしみとその原因へと議論をすすめます。

(1) 二〇世紀前半──医学・医療の輝き

最初のノーベル物理学賞(一九〇一年)は、X線の発見者であるドイツの物理学者レントゲンに与えられました。X線に関係するその後の展開は、医学が他領域の学術的知見を素早く取り込み、医療に新しい技術革新をもたらすという点で、二〇世紀の医学と医療の在り方を象徴しています。

X線による人体の撮影は医療の現場で急速に普及し、第一次世界大戦(一九一四〜一九一八年)の頃には手足や胸部などの撮影手順や診断方法が整い、医療現場で活用されるようになります。我が国でも、一九一八年には普及版ともいえる装置が製造され、海外にも輸出されました。

一九世紀に開発された麻酔法や滅菌消毒法も、二〇世紀にはいると医療現場で広く使われるようになり、手術の普及に貢献します。本格的に臓器を切除する手術が行われるようになると、出血時の対応が課題となります。一九〇一年オーストリア生まれの医学者ラントシュタイナーが血液型を発見し、一九三六年には、輸血用血液を保管管理する血液銀行がシカゴで初めて創設され、第二次世界大戦の頃には輸血を行う体制が整備されます。

二〇世紀前半は、世界規模での大きな戦争や経済恐慌が起こった時代です。個人の病気もさることながら、これら社会情勢が人々に不条理を実感させ、自己了解の変様を迫る大きな原因となりました。一方、科学がもたらす「正しい判断」が、人類の課題を解決し明るい未来をもたらすという「大きな物語」というべきものが人々の間で共有されていました。過酷な現実に直面しても、坂の上の雲を見つめて、希望をもって人々が坂道を登ったのが二〇世紀前半という時代です。医学・医療も着実に進歩し、社会に恩恵をもたらすという先の見通しの明るさが医療界にもありました。

しかし、第二次世界大戦中には、敵対する人に対しその意思を全く顧みることなく、生命を奪うようなおぞましい人体実験が実施されました。この反省から、医学界は一九四七年にニュールンベルク綱領という、人を対象とした医学研究の倫理規定を定めます。この綱領は医療現場での研究を念頭においたものですが、医学・医療の進歩への強い信頼と希望がいまだ失われていないことが読み取れます。

ニュールンベルク綱領第二項では不必要な実験は排除しつつも、医学研究による社会への貢献の重要性が強調されています。この記述は、厳正かつ適正に計画された医学研究なら、社会に実りをもたらすものであるという信頼感がその背景にあります。

そして第五項では、「死亡や障害に至ることが事前に予想される場合、実験は行うべきではない」とし、続いて「ただし、実験する医師自身も被験者となる場合は、例外としてよいかも知れない」としています。医学の研究者は、被験者（他人）の生命はこれを尊重し死亡や障害は避けるが、研究者自身も被験者となる場合は生命を危険にさらしても良いことを示唆しています。

大戦中の驚愕する事実を知った直後の医学界の衝撃を理解したとしても、第五項後半に違和感を持つのは私だけでしょうか。自分の夫や妻または子供たちを、第五項後半に従う研究指導者のもとで医学研究に従事させたいと願う人たちは、どれだけいるでしょうか。多くはいないと思います。

一九四七年当時は、優れた研究は社会貢献につながるという確固たる信頼があり、研究者ならその社会貢献の度合の「正しい判断」が可能なことが前提となります。そして、実験に伴う危険についての「正しい判断」により、これを承知した上で大いなる社会貢献のために研究者自身がこの危険を他の被験者とともに背負うのなら、その研究を容認する姿勢が第五項後半から読み取れます。これは、科学的と表現できる「正しい判断」がもたらす真理とその社会貢献への素朴な信頼がなければ書けないと私は思っています。

しかし、研究者自身が被験者に加わることを、免罪符のようにして危険を伴う研究の推進を容認する姿勢は、二一世紀の現在は多くの人々の支持を得ることができないと思います。人々のこの意識の違いは、科学研究により社会が良くなるという「大きな物語」が二〇世紀の中ごろ以降急速にその影響力を失っていったことの反映で、次節ではこの検証を試みます。

(2) 二〇世紀後半——医学・医療の光と影、そして社会とのきしみ

二〇世紀後半の医学・医療の進歩は、それまでの二〇〇〇年の成果を凌駕する勢いでした。細菌に対する抗生物質だけでなく、ウイルスにも有効な薬剤が開発されます。抗がん剤も開発がすすみ、がんでも種類によっては薬のみで治癒が可能になりました。また、二〇世紀後半には、人のあらゆる臓器に外科医の手が届くようになり、切除だけでなく臓器の移植手術も外科の一分野（移植外科）として定着します。一九七〇年代には、コンピュータが組み込まれた医療機器が登場しました。CT撮影装置はその典型です。

ここで延々と二〇世紀後半の医学・医療の進歩の軌跡を書くつもりはありません。一九世紀に定まった治療のための医学が、医療現場に次々と革新的な医薬品や医療機器を登場させ、これらを組み合わせ、病因を除去し、病気を治療するシステムが社会にその姿を現し、定着したのが二〇世紀後半であることをまずは強調したいと思います。

この恩恵は一部の支配層や特権階級だけでなく、社会の多くの人々が享受できるようになったのもこの時代の大きな特徴です。

しかし、二〇世紀後半の医療現場は進歩した医学・医療の輝かしい光で満ちたわけではありません。光は影を作ります。典型は薬の副作用による薬害の問題です。副作用とは、通常用いられる量で発現し、意図されない有害な作用のことを言います。薬効を持つ薬剤は、副作用を伴う可能性があり、これは時に深刻な事態を引き起こします。

副作用をどのように制御し、またどの程度までを容認するのか、これが課題として浮かび上がります。行政を含め医療システム上の対応のまずさや遅れは副作用による深刻な被害を拡大させます。しかし、ある薬剤が身体の不都合を是正するのに必須であり、この使用で予測不能な副作用が起こることもあります。この不確実さを誰が、どのように背負うのかという課題はしだいに明確化します。しかし、この解決には曖昧さが付きまといました。実は、この曖昧さは極めて根が深く、三〇〇〇年間哲学が苦闘した認識論的な課題とつながっています。

二〇世紀後半は、科学や技術が進歩すれば社会の問題が解決するというよりも、むしろ科学に伴う不確実さが課題としてよりはっきりした時代です。この不確実さは医学を含め科学がもたらす力が強大になればなるほど、人や社会にとって深刻かつ大きな問題となります。ここでいう不確実さは、リスクという言葉に置き換えることができます。

医学（科学）のリスクとは、医学そのものが本質として完全な知識にはなりえないことに起因します。さらに医療固有のリスクがあり、それは人為的ミス（ヒューマンエラー）に根ざすリスクです。これらを合わせた総体が医療の不確実さという影として、二〇世紀後半には医療界もまた社会もこれに気付きます。

しかし、この不確実さをどのように受け入れるのか、また医療現場でどのように対処するのか、これが曖昧でした。その理由は、原理的な思索の不徹底にありました。このことは本章後半の主題の一つでもあるのですが、本節では不確実さへの曖昧な姿勢が医学・医療と社会とのきしみを増幅させたことに焦点をしぼります。

きしみが増大する様子は、一九七〇年代の米国で患者の権利を求める運動からもうかがえます。患者が自分の病気や治療方法について知る権利、そしてこれを前提に自分のことは自分が決めること（自己決定権）を医療現場で確保することが、この運動の芯をなしています。たとえ医療に不確実さが全く伴わないとしても、患者の権利は確保されるべきです。しかし、不確実さを取り去ることができない場合の議論は格段に複雑となり、この複雑さへの対応の曖昧さが医療と社会の関係に影響し、その間のきしみの増幅につながります。

既に述べたように近代は、人々が対等な立場で参加して社会のルールを取り決めることを前提としました。この社会ルールを守るかぎりにおいて、個人はそれぞれが自分の人生を自分が思い描くように生きることができる社会を目指したのが、近代の大きな特徴です。患者の知る権利や自己決定権の要求は、この近代の理念にそったもので社会の成熟に伴う帰結と言えます。

二〇世紀後半に患者の権利を求める運動が起こったもう一つの大きな理由として見逃してならないのは、医療における選択肢の増加です。先行する一〇〇年は医学が進歩し病因除去（治療）の方法が強力になると同時に、その選択肢も増えました。急性虫垂炎は二〇世紀の前半に手術による治療法が確立され、後半には抗生物質による治療も選択肢の一つとして加わります。がんの治療も手術、抗がん剤、放射線、免疫療法等の治療法が医療現場に導入され、これらを組み合わせることで選択肢はさらに増加しました。これらの治療法が広く社会に普及したことが、患者の権利を求める運動の重要なきっかけになります。

治療法がたった一つなら致し方ないですが、複数存在するなら選択は重要な意味を持ち、二〇世紀後半の社会にはこの選択の重要性の理解も広がることになります

命に関わることでなくとも、痛みが少ないのはどれか、最も早く身体の不都合が是正されるのはどれか等々、方法による違いがあるのかは誰でも知りたいはずです。もし生命や自分の人生に重大な影響があるなら、治療法の選択に自分自身も関わりたいと思うのは当然のことです。しかし、二〇世紀中頃は、自分の生命に関わるような治療選択であっても、患者自身がその決定に関与できないという実感が人々にありました。比喩的な表現をすれば、病気の病因を打ち砕く弾丸の選択や射撃の計画策定に、患者自身が関わることができないという思いが、一九七〇年代の患者の権利を求める運動の原動力の一つだったということです。

患者の自己決定権とは、医療現場で患者が勝手気ままに何でもできること（恣意性）を保証することではありません。患者は、身体の不都合に不条理を感じつつ、自己了解の変様を迫られています。このとき治療法の選択を含め、自分の新たな人生の物語を選び取るそのことにお

いて、患者自身が能動的に関わることを保証する取り決め（ルール）が知る権利であり患者の自己決定権です。これは患者が自らの意思で自分のより良き人生を目指す、その物語の主人公であることを保証するルールにもつながり、人間的な自由の本質と深く関わっています。

＊人間的な自由とは、まず不自由であること（被拘束性）を自覚し、この状況が変わりうるという可能性を直観し、そして変えることを欲す能動性と選び取る決断という側面があります。恣意性（勝手気ままさ）と、人間的な自由とは本質において異なります。より詳しくは、竹田青嗣『人間的自由の条件』（講談社）四〇九～四一五頁を参照してください。

本節で取り上げる問題の核心はこの先にあります。患者の諸権利が確保される医療環境が十全に整えられたとしましょう。決定権を持つ患者自身は、「病気が治る」ということ（客観）につながる「正しい判断」をどうすれば得ることができるのでしょうか？

この問いは、二〇世紀後半も曖昧なまま据え置かれるのですが、医療現場には患者の権利を保証すべく「説明と同意（インフォームド・コンセント）」という枠組みが導入されます。「説明と同意」は、医学事典では「医療における患者の自己決定を実現し、その利益を保護するための過程。基本的には、医師が患者の病状、予想される予後、適応のある診断方法、治療方針、成功率、不確実性、診療行為に伴う副作用や合併症などを患者に説明し、患者がそれらを十分理解したうえで、自らの価値観や希望に沿った決定を下す過程である」と説明されています（『医学大辞典』医学書院）。

「自らの価値観や希望に沿った決定」の重要さに異論をさしはさむ余地はありません。しかし、患者の第一の関心事は自分の病気を治す治療法選択の「正しい判断」であり、この判断を得る方策ではないでしょうか。しかし、さきの説明はこの点は触れていません。

医学関係の書物で「正しい判断」を得る方策を明快に書いたものを私は見たことがありません。その理由は、この課題がデカルト以来三〇〇年間、哲学の認識論が苦闘し結局は解くことのできなかった、いかにして「正しい判断」を得るかという課題と重なるためです。

次章で、医療現場における「正しい判断」の不可能性を論証しますが、二〇世紀の医療界はこの洞察を欠いたと言わざるを得ません。その結果、どのようにして「正しい判断」を得たら良いのか、戸惑う患者と向き合うための原理や具体的方策を二〇世紀の医療界は持っていませんでした。

医学・医療の輝かしい成果にもかかわらず、医師をはじめとする医療者の「正しい判断」への原理的批判を欠く曖昧さは、二〇世紀後半には患者との関係を不安定にして、この不安定さが集積して社会とのきしみが生じ、やがて医療への不安と不信の念が社会で増大していきます。

この事態の責任を医療者にだけ負わせるのは酷だと思います。およそ社会の人々も「正しい判断」が何となく可能であるとして、この問題を曖昧なままにした責任の一端は担うべきだと思います。

二〇世紀を通じ「正しい判断」をめぐる医療の原理的思索を医療界も社会も十分に尽くさぬまま、日々進歩する医学に支えられ、医療は休むことなく行われてきました。この間、医療現場ではどのような対応がなされたのでしょうか。

そこで二〇世紀後半、より良い医療を目指し努力した良医を紹介し、医療における原理的思索の弱さを示してみたいと思います。

(3) 絶望としての良医・里見脩二

一九世紀に進化の方向が定まった医療が、その進化の頂点を極めたのが二〇世紀の中頃です。外科はあらゆる臓器にメスを到達させた、まさにこの時代（一九六〇年代）に世に現れたのが財前五郎です。財前五郎は、山﨑豊子の長編小説『白い巨塔』の主人公です。虚構の人物ですが、実在の医師よりも知名度は高いかもしれません。

財前五郎は抜群の手術の腕を持つ外科教授ですが、社会的な成功と栄達を人生の目標とする人物として描かれます。この小説で、医学界も他の社会と同様に愛欲が渦巻く人間臭い世界であることがうかがわれ、これが人々に驚きを与えました。財前にとって社会的地位・権力そして財の獲得が大事であり、この執着が、彼をして修羅道を歩ませることになります。

『白い巨塔』の社会的意味はこれまでも多く語られてきました。しかし、ここでは観点を変えて、この小説を一九世紀から二一世紀へと向かう医療の流れの中で捉えてみます。すると、二〇世紀中頃の医療が壁に突き当たっていたことが、悪玉である財前五郎ではなく、良医として描かれる里見脩二から読み取ることができます。

里見医師は財前と医学部の同級生です。大学や医学界での出世には無頓着で、ひたすら患者のことを思い医療を行います。彼は常に患者と目線を等しくして、親身な気遣いをもって患者やその家族に接しています。学会に参加し医学的研鑽も怠りませんが、これも学者としての栄達ではなく、良い医療を行うための努力の一つです。まさに財前とは好対照です。そして、このような医師が存在したのも事実であり、現代でも社会が良医に求めるイメージと重なります。

この里見医師の良医としての源泉はどこにあるのでしょうか。それは、小説を読む限り里見という人物の心根にある、としか言いようがありません。里見は誠実な生き方を身上としており、医師ではなく銀行マンになれば良き銀行家に、商社に勤めれば良き商社マンになったでしょう。

このように里見医師は人柄が善良であったので良医となったのであれば、医療という社会的な営みは個人が持つ善良さに依存することになります。すなわち、良き医療は、個人の善良さに依存することになります。これを肯定すれば、社会的な営みとしての医療の在り方それ自体に、より良い医療を生み出すというメカニズムが存在しないことになります。

私は、善良な人が医師になるべきであるという意見に反対しているのではありません。また全ての医療者の育成は、善良な市民への成熟と重なると思っています。しかし、良き医療が医療者の人としての善良さによってのみ成り立つという構図しか描けないとしたら、どうでしょうか。

この構図を原理と置き換えるなら、医療という社会的な営みが、良い医療を自ら生み出す原理を持たないことになります。この事態は、医療を哲学することを怠った結果だと私は思っています。

誰にとっても大事な医療が、社会システムとして自ら良きものになりうる原理が存在しないことを、絶望と表現するのは大げさでしょうか。良医・里見脩二のひたむきさは、これによってしか支えられない二〇世紀後半の医療への絶望の象徴として捉えるのは悲観的すぎるでしょうか。

重ねて強調しますが、医療者の善良さは、医療をより良きものに向かわせる重要な要素です。そして里見脩二のような医師が、二〇世紀後半の医療現場を支えてきたのも事実です。このことは社会の多くの人たちに是非知ってもらいたいことです。

しかし、良き医療を人の善良さにのみ頼るのではなく、社会の営みとして医療それ自体に、自ら良きものへと向かおうとする原理が組み込まれるべきです。この意味で医療はその本質において、根本的なパラダイム変革が迫られていると感じると同時に、それが可能であるという確信も私にはあります。

二〇世紀後半、社会とのきしみを生じた医療ですが、この同じ時代に医療現場には新たなパラダイムを支える礎が形作られていました。これは第四章で詳しく検討しますが、その前に、医療の新たなパラダイムを支える礎の骨組みをあらかじめ説明しておく必要があります。

この骨組みとは現象学と言語ゲームなのですが、次章ではこの二つを解きほぐして以後の議論に活用できるようにしたいと思います。

第三章

医療を哲学する——現象学と言語ゲームを手がかりに

現象学と言語ゲームは、二〇世紀の思想です。いずれも学問としての哲学では難物とされ、現在も研究が続いています。そして学問対象としては、この二つは別物として論じられるのが普通です。

本章では軸足を医療現場に置きつつ以後の議論の準備として、この骨太な思想の芯を取り出すことを試みます。同時に本書の議論でなぜこの二つの思想が必要なのか、その理由を明らかにしたいと思います。

現象学も言語ゲームも、日々の生活のなかでその思想のエッセンスを自ら確認することができます。読者も時々立ち止まって、身近な事柄を思い浮かべ当てはめてみることで、この二〇世紀を代表する思想のみずみずしさと力強さを感じて頂けると思います。

1　なぜ、現象学が必要なのか

（1）客観から主観へ

現象学はフッサール（一八五九〜一九三八年）を開祖とします。彼は誠実に厳密な思索を心がけた人だと思います。彼のこの哲学する姿勢は、著作の一文一文に刻み込まれ、その文章は、私のような一般読者には難解というより、読むこと自体に苦痛を感じるような固さがあります。しかも厄介なことに、フッサールが何を目指し思索したのかは、著作を読み通さないと摑めません。この困難さのためかフッサール以後の現象学は、解釈や流派がいくつも枝分かれしてフッサール思想の芯が見失われていきます。それを取り戻して医療現場に導入したいと考えています。

＊フッサール思想の芯をつかみ取って、我々が活用できるように解きほぐしたのが竹田青嗣氏です。本書でも竹田氏が解いた現象学をベースにしています。竹田氏の著作に興味のある方は、まずは『現代思想の冒険』（ちくま学芸文庫）を私は薦めます。また西研氏の『集中講義　これが哲学！』（河出文庫）もお薦めです。これらで近代から現代につながる思想の全体像を摑んでおいて、竹田氏の『現象学入門』（NHKブックス）に進むのが良いでしょう。入門書とは普通、初心者のための簡単な解説のことですが、この『現象学入門』はその意味での入門書ではありません。フッサールの思想の芯を摑む方法の手ほどきであり、じっくりと読む必要があります。合わせて西研氏の『哲学的思考――フッサール現象学の核心』（ちくま学芸文庫）を読むことで、

フッサールの思想の全体像が摑めます。フッサール自身の著作では私のような一般読者には、後期の主著とされる通称「危機書」（『ヨーロッパ諸学の危機と超越論的現象学』細谷恒夫・木田元訳、中公文庫）を薦めます。特に前半は読みやすく説得力があります。

さて、デカルト的発想に基づく「正しい判断」（考えたこと＝主観と対象＝客観が一致する判断。すなわち、特定の結果と結びつく判断）は、試験問題のように予め定められた正解（＝客観）が存在することを前提とします。この正解に、いかに的確にたどり着くかが認識論の中心課題です。この構図は、医学であれば診断学の中心課題（例えば、腫瘍診断学なら、腫瘍の存在場所・大きさ・転移の程度を、正確に把握すること）と重なることは既に述べました。

また、二〇世紀に書かれた多くの外科手術書には、病巣を切り取るための手術操作の手順が書かれています。病巣切除のための「正しい判断」を手順化して示したということです。これは試験問題を解いて正解を得る「正しい判断」を手順化して解説するのと同じ構図です。

正解（＝客観）に至る「正しい判断」という発想には、まずもって正解が存在することが前提です。正解の存在なしには、これと一致する「正しい判断」という認識論的な枠組みが成り立ちません。このようにデカルト的真理観は、正解（＝客観）が存在することが大前提です。

二〇世紀前半にフッサールが、デカルト以来の認識論的枠組みの大転換をします。この方法ですが、まず最初にフッサールは「正しい判断」の参照基準である客観との照合を禁じ手にします。客観をブラックボックスに仕舞い込むのですが、これで参照基準が使用停止となり「正しい判断」は不可能になります。

（2）「正しい判断」が不可能だという事実

フッサールの思想がわかりにくいのは、我々の周りに存在するモノやコト（＝客観）を参照基準とすることをなぜ止める必要があるのか、その説明が曖昧な点にあると私は思っています。医療の具体例を手がかりに、客観を判断の正しさの参照基準として使用しないことの意味を考えてみましょう。

ある患者が細菌性肺炎と診断されたとしましょう。抗生物質で治療可能と医師が判断した場合、これが「正しい判断」であるか否かの評価の参照基準（＝客観）は何でしょうか。この判断（＝主観）の具体的内容は「この患者さんの細菌性肺炎は抗生物質で治癒可能である」であり、この判断の正しさの評価は治療結果（＝客観）と並べ対比することで可能です。抗生物質の治療で肺炎が治癒すれば、医師および（この治療に同意をした）患者の判断（＝主観）は治療結果（＝客観）と一致し、判断は正しかったことになります。

「正しかった」と過去形で表現したことに注目してください。診療の各過程を一本の時間軸の上に並べてみましょう。大きくは診断が先で、治療はその後です。少し詳しくすればこの時間軸には、①情報収集、②診断は細菌性肺炎、③可能な治療法の確認、④患者への「説明と同意」、⑤治療法の決定、⑥抗生物質による治療開始、⑦肺炎の治癒、という順番で並びます。判断の正しさの参照基準である治療結果⑦は時間軸の最後にあります。

したがって、診療過程の⑤治療法の決定や、⑥抗生物質による治療開始の時点では、参照基準となる治療結果はいまだ存在しません。治療終了⑦まで、正しさの判定は保留状態が続きます。この事実は、診療が終了して結果を得るまで、すなわち、診療過程のほぼ全ての時期で、デカルト的真理観に基づく判断の正しさの評価はできないということです。

フッサールは、客観を正しさの評価基準とすることを禁じ手にしたのですが、医療現場では治療選択の判断は、既に常に判断保留の状態であるということです。より率直に表現すれば、医療者も患者も診療の過程では「正しい判断」を得ることができないということです。

我々が生きている現実を素直にみれば、ある結果（例えば、治療結果、試験の合格発表）より前の時点（治療前、受験勉強中の時点）で、その未来の結果（治癒、合格）を判断の正しさの参照基準とすることは既に常に禁じ手であることは明らかです。フッサールは我々が現実に生きている生活世界の中では「正しい判断」が不可能であることを直観し、これを踏まえて自らの思想を組み上げるために、まずは客観を判断の正しさの参照基準にすることを禁じ手にしたのだと私は理解しています。

現代の我々は生活世界の中で「正しい判断」が可能だという感覚を持っています。この意識がどのようにして我々に定着したのか、その経緯が問われるべきです。デカルトは主観と客観の一致を「正しい判断」の根拠にすえたのですが、彼のこの発想は、神がその一致を保証してくれているという信仰に裏付けられています。デカルトは、事物（＝客観）が何であるかを言い当てることができるという我々の日常的な感覚は、万能の神が主客の一致を我々に保証してくれているからだと考えました。それゆえに、神が我々に与えてくれた理性を最大限に活かして合理的に考えることで、我々（＝主観）は客観と一致する「正しい判断」を得ることができる、というのがデカルトの考えの骨格をなしています。

この考えが成り立つには、万能の神の存在が前提として必要です。デカルト以降の哲学（認識論）は、神の前提なしに、主客の一致をいかにして確認するかという課題に三〇〇年にわたり挑み続けます。本書でのデカルト的真理観とは、神の存在を前提とせずに（デカルトに由来する）主客の一致を基準として判断の正しさを評価しようとする発想のことを意味しています。残念ながら、現代に至るも哲学（認識論）はデカルト的真理観が成り立つことを論証していません。この哲学の挫折にもかかわらず、科学技術の進歩により、例えば列車や飛行機が定時運航され目的地に予定通りに着くように、生活世界の中で「正しい判断」の可能性を実感できる機会が増えていきます。予定通りに事が進むという便利さや心地よさに支えられ二〇世紀にはデカルト的真理観は社会に広く深く浸透し、多くの人たちがこの発想を受け入れています。

しかし、医療現場にそもそも不可能な「正しい判断」を持ち込むことは危険です。二〇世紀医療の最大の問題は、医療界そして社会もデカルト的真理観による「正しい判断」を、医療現場で深く掘り下げ考えることなく曖昧なままに使用し続けたことにある、というのが前節からの私の主張です。

（3）「正しい判断」が不可能なら、どうすればよい？

フッサールの考えをもう少したどります。

フッサールは客観（＝正解）の参照を禁じ手にしておいて、主観の内面で起こっていることに徹底した思索を加えます。そして、人はその内面（＝主観）で、どういう条件があれば「これが正解に違いない」と確信するのか、その条件を整理します。胸部レントゲン撮影で、どのような条件が揃えば医師は「肺炎だ」または「肺がんだ」と確信するのか、その条件整理を目指したということです。

確信成立の条件は第五章で詳しく検討しますが、フッサールの思想の独創性は、認識論的な議論の起点を客観から主観へと移した点にあります。この移行により、哲学はデカルト的認識論の呪縛から解放されるのですが、このことは本書の重要な主題であり、身近な例で説明を加えます。

入学試験を例にします。試験官と受験生の立場の違いはどこにあるでしょうか。試験官は正解表を見ることが可能であり、これを参照し答案と正解との一致が確認可能です。この方法で受験生が「正しい判断」をしたかどうか判定する立場にあり、受験生にとっては最終審判をする神のような存在です。

立場を、問題を解いている受験生に移してみましょう。受験中は正解表を見ることはできず、したがって「正しい判断」を得ることはできません。しかし、自分が書いている答案が正しいという確信を得ることはできるはずです。では、どのような条件が揃えば、受験生が自分の解答が正しいと確信できるか、この条件を考えようというのがフッサールの発想転換の勘所です。

この例で、試験官の立場から、受験生の立場に観点を移し、その内面から考えることをフッサールは「現象学的還元」（その人の内面で起こる現象に議論を焦点化する＝人の内面の現象に還元すること）と表現します。現象学的還元の本質は、客観から主観への起点の移動であることが了解できれば、現象学的発想はむしろ単純明快でわかりやすいと思います。

二〇世紀の社会は、医師は試験官のように病気を治す正解を知る立場にあり、患者は正解を知りえない受験生のような立場と捉えていたと思います。しかし実は、「正しい判断」を得ることができないという意味では、医師と患者はともに受験生のような存在なのです。

デカルト的真理観に基づく「正しい判断」が医療現場では不可能だという意味は、患者であれ医師であれ、好ましい結果を必ずもたらすような判断はできないということです。しかし、現象学的な発想に基づく「正しいと確信する判断」は可能です。これが医療論に現象学的発想を導入しなければならない理由です。

「正しいと確信する判断」とは医療現場のその都度の局面で、これしかないと確信する判断であり、妥当な判断とも表現できます。「この方法しかない」や「これが妥当だ」という人の感覚は、その内面で体験される内在の一つです。他人の内在はこれを（自分が）直接体験することはできず、自分のものとすることはできません。しかし、内在は互いにこれを訊ね合い、確かめ合うことは可能です。この確かめ合いにより、相手が妥当だと確信していることを、自分自身の確信として受け止めることができます。本書では、「共有」を他者との確かめ合いの結果としての、自分自身の確信という意味で使っています。例えば、あるルールの共有とは、自分がそのルールが妥当だと確信しているだけでなく、他者も同様にそのルールが妥当だと感じているという（自分自身の）確信が存在する場合のことを言います。

医療現場は、医師・患者だけでなく、コメディカルと言われる医師以外の医療職種、さらに事務職の人たちもいます。また患者にはその家族・関係者がいます。役割や立場を異にする多くの人たちが医療に関わっています。

これら医療現場に関わる人たちそれぞれの「正しいと確信する判断」は、お互いに訊ね合い、確かめ合い、共有することが可能です。これが現象学的発想を医療現場に導入することに伴う重要な帰結です。この確かめ合いと共有のプロセスを読み解くには、解読のためのツールが必要です。それが、次節で説明する言語ゲームです。

＊規則や法則（ルール）、また判断であれ、まず客観として何かの存在を前提し、これを主観が把握する考え方を主観—客観図式といいます。この場合、客観としてのルール・判断の正しさを誰が保証するかという問題が起こります。デカルトは神がこれを保証すると考えました。現象学の発想に従えば、ルール・判断が正しいという確信は、自分自身で確認可能です。他者が自分と同じようにそのルールや判断を正しいと確信しているかも、あくまでも自分の確信として確認可能です。だからこそ、互いに訊ね合い、互いに自分自身の確信を確かめ合う必要があります。他人も確信しているという、自分自身の確信の在り様を現象学では間主観的と表現します。心が通じ合うとは、相手も自分と同じように感じているという間主観的共感ということになります。本書での確信やルールの「共有」とは、間主観的な共有を意味しています。

2　言語ゲームとしての医療——そのルール変更

（1）言語ゲームとは何か

言語ゲームとは、言葉と社会との関係を生涯通じて考え抜いたルートヴィヒ・ヴィトゲンシュタイン（一八八九〜一九五一年）がその後半生にたどり着いた概念です。少年期の彼は特に勉強ができたわけではありません。二〇代半ば、工学部で機械工学を学び、その過程で数学や論理学への関心が深まり、めきめきと頭角を現します。ものごとの本質を洞察する力量は、またたく間にケンブリッジ大学の教授たちのレベルを超えてしまいます。

三〇代前半、ケンブリッジ大学での哲学の研究に一区切りがつくと、あっさりと学研生活に見切りをつけて故郷オーストリアに戻ります。小学校の先生をしたり、庭師をしたり、親戚の家を設計したりしますが、三九歳のとき再びケンブリッジ大学に戻ります。

この時、ヴィトゲンシュタインを出迎えたのが二〇世紀を代表する経済学者ケインズです。ケインズは妻リディアに「ルートヴィヒが明日来る。私のために祈ってほしい」と書き送り、当日の手紙には、「さて、神が到着した。五時一五分の列車で」と書き送っています。ケインズは外交官・政治家・ジャーナリストとしても活躍し、とりわけ議論には秀でた人物でした。そのケインズが到着二日後には、妻リディアに「我々は大変上手くいっており、私は文句を言うべきではないことは承知している。しかし、時々耐えがたくなる。もうへとへとだ。これは、彼のとんでもない自己中心性（tremendous self-centeredness）に原因がある」と書いています。ケインズはヴィトゲンシュタインを利己的（egoistic）とは表現していません。ヴィトゲンシュタインは他人の事は眼中になく、ひたすら自分の思索に集中していたのでしょう。

言語ゲームという発想は、共有されるルールによる人々の振る舞いの一致を見出すことが大事なポイントです。先の文面に続きケインズは「しかし、我々の間にとても良い取り決め（regime）ができた」と二人の間での日常生活の新たなルールを妻に報告しています。ケインズとヴィトゲンシュタインの間に、日常的関わり合いという言語ゲームが成立したということです。たった二日でケインズは〝いや〜、参った〟という感じで手紙を書いていますが、その後生涯を通じ彼はヴィトゲンシュタインに対し友情をもって接します。

さて、言語ゲームという用語の「ゲーム」ですが、スポーツ競技やトランプ・囲碁・将棋のような狭い意味のゲームだけでなく、人々の社会的な営みの全体を捉える意図を持って使われています。この広義のゲームには常にいくつものルールがあり、これらルールは言葉で取り出すことができるという意味を込めて、人々の社会的な営みは言語ゲームであるということになります。

この説明だけでは、何だか常識的で独創性を感じないかもしれません。しかし、人々の社会の在り様に重ね合わせると言語ゲームが持つ射程の深さが実感されるのですが、以下は私が理解し本書に必要と思う範囲での説明です。

共同作業は人間だけが行うものではありません。ライオンが群れで狩りをするのも、猿が危険を察知して声で群れの安全を確保するのも共同作業と言えます。ライオンや猿の行動を仔細に観察すれば、彼らも一定の範囲で振る舞っていることがわかり、そこに存在するルールを人は記述することができます。しかし、ライオンや猿たちはルールを言葉で取り出すこともできないし、ましてや言葉によりルールを作り変えることはできません。

言語ゲームとは、人は自分たちの社会的な営み（ゲーム）を成り立たせるルールの束を言葉で取り出すことができるだけでなく、取り出したルールを言葉で吟味し、練り上げ、変更して、ゲームそのものを作り変えることができるということを含意しています。ライオンの群れによる狩りは言語によるルール変更はできず、共同作業であっても言語ゲームではありません。

言語ゲームのルールには、成文化された法律から、暗黙の取り決め、さらに「空気を読む」という場合の空気まで、濃淡に違いがあります。また人の振る舞いを規制する強度も厳しいものから緩やかなものまであります。生活世界には濃淡強弱様々なルールが束のように存在し、これらが交差する網目が人の活動を規制すると同時に、人の営みの豊かな多様性を確保しています。

このルール変更は、多様な事態への対応のための日常的なものから、ゲームそのものを根本的に変化させる大きなものまであります。本書で私は、医療という言語ゲームの大幅なルール変更を提案します。しかし、その議論の前に、まずは日々の医療現場の営みが言語ゲームであることを具体例で説明し、多様な事態への対応の実際を言語ゲームという観点からご紹介したいと思います。

(2) 言語ゲームとしての手術

手術の責任者は、手術操作の主要部分を担当し「術者」といいます。この術者が手術操作をしやすいように手助けするのが第一助手（医師）です。この医師たちと同じように手術着を着てマスク・手袋を装着して、消毒済みの手術機器を術者や第一助手に手渡す役割の看護師（「器械出し看護師」と言う）も手術チームの一員です。麻酔科医師は、麻酔だけでなく手術中の患者の血液循環や呼吸状態をモニターし、これらを適正な状態に維持・管理することを担当します。このような役割分担の取り決めもルールの一つです。

患者の体で手術操作を加えている部位を「術野」といいますが、このような名称規程もルールの一つです。手術が始まれば、術者や第一助手は術野から視線を外さないのが基本で、これは術野で起こっていることを注視せよ、というルールの反映です。

手術操作は、術野にある組織を、切る（医学用語では、切離）、はがす（剝離）、血が出たら止める（止血）、縫い合わす（縫合）等に区分されます。

外科医が術野注視のルールに従い、器械出し看護師に腕だけを向け、手を上向きに広げ「メス」と発語したとしましょう。看護師は言葉では返事しませんが、外科医がメスを持ちやすいように、手のひらに柄の部分を置くというより、当てるように渡します。この時の看護師の力加減ですが、外科医の手が痛くなるような強さでもなく、またためらうような弱さでもなく、その外科医にとって心地よく手に馴染む適度な位置、角度、強さで手渡します。このようなことは、書物には書かれてはいませんが現場に存在するルールの一つです。

「ペアン」（止血等で組織を摑む器具）、「クーパー」（ハサミの一種）といった外科医の発語に応じ、看護師は指示されたものを渡します。一人前の器械出し看護師なら術野に時々視線を向け手術の進展を確認し、次はどのような手術器具が要求されるかを予測して、予め手渡す道具を準備します。外科医の求めがあれば、タイミングよく手渡すことも手術のルールの一つです。この器械出しの場面に応じたタイミングの良さは、手術のリズムとハーモニーを維持する重要な要素で、器械出し看護師の力量は手術進行の円滑さを大きく左右します。

このように、実際の手術では手術書や看護師の教本に書かれているルールに加えて、いくつもの非明示的なルールが束のように存在し、これらのルールの網目に支えられ手術は共同作業として進行します。これはけっしてルールにがんじがらめに縛られているというのではなく、剥がす（剥離）や切る（切離）の操作を適宜置き換える等の小さなルール変更はしばしば行われ、多様な事態への対応が確保されています。

以下は私自身の経験です。臓器を周囲の組織から剥離して摘出できるようにする段階でのことです。術者が「次、違う。長いの」と発語しました。この発語は、第三者には全く意味不明だと思いますが、以下に述べるようなルールが共有されることで手順変更（ルールの一部変更）を伝えるものであることが明らかになります。

まず術者は看護師が、手術の進み具合を適宜チェックするルールに従っていることを了解しています。通常の手術手順のルールに従うなら、次は組織の剥離であり、看護師はそう理解して剥離のための手術器具を準備していると術者は思っています。しかし、術者自身は術野の状況から手術の手順（ルール）を一部変更して、次は剥離ではなく、切離に換えました。そこで、手術操作の「次」は（通常とは）「違う」とまず発語したのです。「次、違う」のなら、術野の状況に合わせた手術器具準備のルールに照らせば、（術野には出血がないので）止血器具は不要であり、（縫合する場面でもなく）縫合器具も不要なことも看護師が了解できると術者は思っています。選択肢はハサミしかないこと（これを看護師がわかっていること）も、術者は了解しています。この局面では術野の奥の組織を切るのでハサミで「柄の長いもの」を渡してほしいことを、「長いの」とだけ表現しているわけです。

手術の関与者にはルールは自明であり、身に付いているから「次、違う。長いの」だけで、場面に応じたルール変更（この場合は、剥離から切離への変更）があってもこれに対応でき、共同作業は円滑に進んでいます。

実は、この看護師は術者の変更を予測して、なんと既に柄の長いハサミを持っていました。そして術者のこの短い言葉の直後に、いつもよりやや強めにパシッ！と柄の長いハサミを手渡し、これに術者は「ありがとう」と応えました。普通は、看護師から手術器具を渡されても「ありがとう」とは言いません。

看護師はやや強めにハサミを手に当てたのですが、これは「任せてください。先生のルール変更は了解しています」という意思表示であり、これに対して術者は自分のルール変更への了解と、先読みして柔軟に対応してくれている看護師の力量への評価と感謝を「ありがとう」という言葉に込めたのだと思います。

その時、第一助手の私も、気がつけば、臓器を手で少し押して術者がハサミを奥に入れやすいようにしていました。私も術者のルール変更に、意識することなく対応していたということです。

外科医であれば、この場面を観察すればどのような手術をしているか、なぜ臓器の奥の組織を剝離ではなく切離に操作変更したのか、これらも語ることができます。観察している外科医が、言語ゲームという言葉を知らずとも、現在適用されているルールの指摘ができるはずです。適応されている濃淡強弱がある様々なルールを、外部の立場から指摘できるということが、手術を言語ゲームとして捉えているということの実相です。

一般の方であれば、この場面に立ち会っても、何が行われているのかわからないと思います。これはそこにあるルールの束を言葉で捉えることができず、その事態を言語ゲームとして受け止めることができないからです。しかし、本節で行ったように外部の立場からルールを説明されれば、手術が言語ゲームであることが一般の方にも理解されると思います。

医療を言語ゲームとして捉えることで、そこにある濃淡強弱のある様々なルールの束が作り出す網目を可視化し語ることが可能です。そうすることで、医療の多様性はこのルールの網目の変化として捉えることができ、起こっていることをよりわかりやすく語り共有する可能性が確保されます。

前節で述べたように、医療現場では「正しい判断」は不可能であり、現象学的発想に基づく「正しいと確信する判断」はこれを確かめ合うことが必要です。この医療現場における発想の転換を、本書では言語ゲームとしての医療の大幅なルール変更として語ろうとしています。これが本章で、まずは現象学と言語ゲームを取り上げ、本書での必要性と両者の関係を説明した理由です。

＊

さて、現在の医療現場には、おびただしい数のマニュアルやガイドラインと称される明示化されたルールが満ち溢れています。米国では連邦政府の組織（National Guideline Clearinghouse：NGC）が、医療に関わるガイドラインについて研究方法の観点から基準を設け審査して、一定のレベル以上と認定したガイドラインのリストとその内容を公開しています。登録されているガイドラインは二〇〇〇件を超え、この数は毎週増え続けています。一つのガイドラインが一〇〇ページを超えるものもあり、登録されたガイドラインの全ての内容を熟知する人はいないでしょう。NGCに登録されているあるガイドラインで推奨される治療法が、別のガイドラインでは推奨されないという矛盾は権威ある学術雑誌で繰り返し指摘されています。

ＮＧＣの事業を批判しているのではありません。明示化されたルールを整備し、これを枚挙しておくことは意味があります。しかし、ガイドライン間での矛盾が示唆するように、明示化されたルールに従うだけでは医療は成り立ちません。

ガイドラインのような医学研究に基づく明示化されたルールは、医療現場でこれらを使い活かす方策を考えるべきです。これも本書後半の課題の一つですが、この点においても現象学と言語ゲームを医療論に導入することにより新たな地平を切り拓くことが可能です。これら全てが医療のパラダイムシフトを支えますが、次節では医療のパラダイムシフトの意味を考えたいと思います。

＊本書での言語ゲームの理解は、橋爪大三郎氏の『言語ゲームと社会理論』（勁草書房）、『仏教の言説戦略』（勁草書房）から大きな示唆を受けています。本書後半の重要なキーワード「納得を確かめ合う言語ゲーム」は、『仏教の言説戦略』の〝悟りを訊ねあうゲーム〟（七一〜八一頁）から示唆を受けています。

3　パラダイムシフト――言語ゲームのルールの大改訂

「パラダイム」という言葉は、もともとは科学史家クーンの学術用語ですが、一般用語として社会へと広がっていきます。一般用語としてのパラダイムには、言語ゲームの意味合いが盛り込まれていると私は思っており、「パラダイムシフト」は言語ゲームのルールの大改訂を意味すると考えられます。

＊クーンは「専門家間の意思疎通がわりあい簡単にいき、専門家的判断を一致させるように、その集団のメンバーが共通して持っているものは何か。その疑問に答える」ためにパラダイムという概念を提案しました（『科学革命の構造』中山茂訳、みすず書房、二〇六頁）。クーンは通常の研究活動をパズル解きにたとえ、この過程をルールという言葉で説明しています（同、四三〜四七頁）。「熟達者にルールを与えれば、確信をもってこれらのルールと既存知識の上に立って問題の解答に没頭できる」というのです。ここまでの記述なら、パラダイムは言語ゲームと重なると読めなくもありません。しかし、クーンは「ルールはパラダイムから得られるが、パラダイムはルールがなくとも研究を導きうる」（同、四七頁）としており、常にルールを取り出すことが可能な言語ゲームと、学術用語としてのパラダイムを等号（＝）でつなぐことはできません。

この学術用語に人の営みとルールとの関係、すなわち、言語ゲームとしての発想を混入させると、ルールの束による研究者たちの振る舞いの一致を支えるパラダイムとは言語ゲームを実体化した表現と理解することが可能だと私は思っています。パラダイムが言語ゲームの意味合いを獲得することで、経営のパラダイム、教育のパラダイム、そして医療のパラダイムと、およそ人々の社会的な営みという広い文脈で使用可能になります。

これがクーンや彼を批判した人たちの思惑を超えて、パラダイムやパラダイムシフトという言葉がより汎用性を得て現代の社会で使われている理由だと考えています。

この意味での医療のパラダイムシフトは不可避です。「正しい判断」とは、極言すれば、病因を取り除くための「正しい判断」です。二〇世紀後半に医療は強力な治療力を手にしましたが、これを使いこなすために高度で専門的な「正しい判断」が必要だという理解が、医療界だけでなく社会全体に広がりました。「正しい判断」が膨大な基礎知識を背景に複雑で高度のものであれば、専門家としての医師のみが可能であり、診療は医師が主導するという構図にならざるをえません。これが医療がパターナリズムへと傾いていった理由です。その一方で、人としての温もりのある医療は医師の人柄に頼ることになります。

医療現場における知る権利と自己決定権を求める運動は、これらの権利への配慮の意識を医療者にもたらしました。そこに現れたのは、これらの権利を患者が十全に行使できる状況が整ったとしても、患者が求める治療結果を約束する「正しい判断」は患者自身にも得ることができないという現実です。

「正しい判断」の不可能性が曖昧なままに、医療現場に導入された「説明と同意」が、医師には承諾書への患者署名という免罪符的価値を、患者には期待した結果への保証書的価値を与えるという誤解があれば、医療の危うさは一気に増大します。患者が期待した結果につながれば何も起こりませんが、過失・過誤がなくとも患者が期待した結果に至らない場合は、常に問題が起こる可能性があります。

「正しい判断」の呪縛から医療を解き放ち、「正しいと確信する判断」に基づくルールを整えて、より良きものへと練り上げ、鍛え上げ創りかえることが必要です。本書では医療のパラダイムシフトの大枠をこのように捉えているので、現象学と言語ゲームが必要となります。

医療のパラダイムシフトの必要性が差し迫ったのは二〇世紀最後の四半世紀ですが、希望をつなぐ新たなパラダイムの芽が医療現場に現れたのもこの時期です。次章では、この経緯を私自身の救急医としての経験を踏まえご説明したいと思います。

第四章　新たなパラダイムの芽

医療現場では「正しい判断」が不可能であることを我々は既に知っています。二〇世紀の医学・医療がこれを曖昧なまま放置したのは事実であり、自戒を込めてこのことに私は批判的です。しかし、多くの医学者や医療者が里見医師に象徴されるように誠実に努力したのも事実です。このような状況のなか、新たなパラダイムは、医学・医療の周辺部で芽吹きます。その医療現場に接近して経過を追ってみましょう。

1　二〇世紀の医学・医療の王道――確実な状況下での意思決定

医学と医療に不確実さがあるとしてもこれを最小限に抑え、より「正しい判断」に近づけようとする方策（近似化）を考えることはできます。二〇世紀の医学・医療が採用したのは病気を数値で概念化して、確率論を導入し、「正しい判断」の〝正しさ〟を数字化して客観的に示すことでした。

具体的な例で説明します。がんの治療では、治療手段の選択肢（手術、抗がん剤、放射線、免疫療法など）が複数あり、これらは主にがんの進行度合いに応じて使い分けられます。このがんの進行度合いは、胃がんや肺がんといった違いを問わず、三つの因子（もともとの腫瘍の大きさ、リンパ節への転移の程度、そして離れた臓器への転移の有無）によって評価されます。この三つの因子から評価される進行の度合いは病期（ステージ）と言われ、Ⅰ期からⅣ期と概念化されます。数字が大きくなるに従いより進行した状態です。この進行度合いに応じて治療法が選択され治療計画が組み立てられます。

病気を数値で概念化することは、誰にでも使えるという意味で普遍性を高め、情報交換の効率性と確実性を担保しようとする発想に根差します。

二〇世紀の医学は、病気の概念化に数値を利用することで、治療結果について確率論に基づく予測が可能となります。この確率論の導入で、医療現場における不確実さの程度は確率として数値で示すことが可能になります。疾病の数値による概念化と確率計算を導入した医学は、数値を活用した科学的な手法で最適な治療手段の選択を探る、すなわち、「正しい判断」に向かい一歩ずつ歩みを進めるという二〇世紀医学の基本ルールを明確化します。この基本ルールに支えられた二〇世紀医療のパラダイムは、医療界に定着していきます。

統計と確率の利用という基本ルールを導入した二〇世紀の医療は、次にこれを適正かつ具体的に活用するためのルールを目指します。これは診察や各種検査で必要かつ十分なデータを収集し、これらデータを分析・総合して情報としてとりまとめるための一連のルールです。検査学や診断学が、これらの諸ルールを医療現場に提供してくれます。確定した情報により「確実な状況下での意思決定」に関わる諸ルールは二〇世紀を通じて整備が進みます。
「確実な状況下での意思決定」を目指すルールの束は、確率論を含む科学的な裏付けのある意思決定を信頼し尊重する姿勢に由来します。このルールの束の整備により二〇世紀の医学的正統性に裏付けられた王道ともいえる「確実な状況下での意思決定」が医療現場で目指されることになります。

医学により数値化された病気の概念の利用は、数値で把握される病気こそが実体であり、患者という人の存在が薄れる危険があります。しかし、より深刻な問題は、時間と労力と費用をかけて、洗練された統計処理に裏付けられた「確実な状況下での意思決定」と、特定の結果に必ず結びつく「正しい判断」との違いが曖昧になることです。近似等号（≒）が、等号（＝）とは異なることへの意識の希薄化が、特定の結果、すなわち、診療による好ましい結果を約束する「正しい判断」が医療現場で可能であるという誤解につながります。

ところが、このような誤解が起こり得ない医療現場が存在します。「不確実な状況下での意思決定」が必須な現場です。二〇世紀の医学界ではこれは、ルール適用外のいわば辺境の地での出来事でした。そして、医学界の中心から離れた場でこれからの医療に向けたパラダイムシフトの芽が育ちます。

2 「不確実な状況下での意思決定」——パラダイムシフトの萌芽

(1) 時間がないということ

医療現場で「確実な状況下での意思決定」を目指すには必須な要件があります。それは時間です。すなわち、データを集め整理・分析し、治療方法を選択しその実施計画を立てるのに要する時間が必要だということです。「大きな病院に行くと、検査ばかりで、なかなか治療してくれない」という人々の不満は、データ収集から治療計画立案までに時間を要することが、社会の人々に十分に伝えられていないことが一因です。

時間が必要だということは医学に大きな課題をもたらします。時間に制約がある場合、端的に言えば、重篤な救急患者は、二〇世紀の医学研究のパラダイムとは相性が悪いということです。重篤な救急患者では、データ収集と治療計画を立案している間に生命が尽きてしまうかもしれません。だから救命処置が必要なのですが、救命には生命に脅威を及ぼしている原因特定が必要です。原因特定には検査とその分析が必要です。しかし、その時間がありません。議論は堂々巡りします。

医療現場では「確実な状況下での意思決定」を目指すルールの洗練化が中心課題であり、「不確実な状況下での意思決定」のルールはその問題意識も熟すことはありませんでした。これが救急医学という分野が二〇世紀後半まで手付かずのままであった理由です。

二〇世紀後半には、自動車の普及に伴う交通事故や、工場での労災事故が市民社会の成長とともに社会問題として捉えられるようになります。この時期に救急医療の枠組みはその原型がみえてきますが、大学病院で救急部門を持つ施設はなく、救急医学の研究体制もありませんでした。

しかし、救急医療体制の整備は、医学の救急患者への関心を促します。この関心の先には、時間的制約のある「不確実な状況下での意思決定」をいかにするかという、認識論的な難問が待ち構えていました。

救急医学を学んだ私自身の体験を語ることが、この問題の意味を理解するうえで大いに参考になると思います。そこで、救急医学の一部分野である外傷外科を中心に「不確実な状況下での意思決定」という大きな壁に私自身が突き当たるまでの軌跡をご紹介したいと思います。

(2)「新しい外傷外科」への道

私は一九五一年（昭和二六年）に医師の家に生まれました。骨折でギプスを巻いた患者さんや、松葉杖を使い病院に通われる患者さんは、身近な生活世界の記憶として残っています。ちょうど、救急医療の体制が整備されつつあった昭和三〇年代です。医学生になると怪我の患者さんの診療を学びたいと思うようになりました。医学部の四年生に進学した頃ですが、ある病院の熟達の外科医に外傷診療のことを尋ねました。「例えば、車にはねられて脳が損傷し、腸が破裂し、足の骨が折れたような患者さんの治療はどうすれば良いのでしょうか」。答えは明解でした。「そのような患者は、どうせ助からないから」治療方法は深く考えなくても良い、というようなことでした。

「それは違う」と直観しましたが、黙しました。反論する知識もなかったし、反論する勇気もなかったのだと思います。外科の教科書をみても、答えはどこにもありませんでした。トンチンカンな疑問を持って、出口のない迷路に入り込んだのかとも思いました。しかし、「それは違う」という思いは明らかで、これにどう対処してよいのか見当も付きませんでした。

その頃に私の人生に決定的な影響を与える論文に出会います。一九七四年の六月末か七月初旬でした。梅雨の合間の晴れた日で図書館の窓が開けられ、白く透けた長いカーテンが大きく膨らみ、その間から吹き抜けてきた清々しい初夏の風の感覚が鮮明に残っています。『日本医事新報』という医学雑誌は表紙に論文の題名が印刷されています。たまたま手に取ったその雑誌の表紙に「重篤な頭部以外の外傷を伴う頭部外傷」というのがありました。医学生にも、わかりにくい題名です。「頭部外傷」のことを論じるが、「重篤な頭部以外」の「外傷を伴う」場合のことのようで、「多発外傷の臨床統計から」という副題がついています。「多発外傷」という言葉との初めての出会いでした。「脳が損傷し、腸が破裂し、足の骨が折れたような」怪我は、医学用語では「多発外傷」というカテゴリに入ることを初めて知りました。論文のまとめは、以下のような文章で始まります。

従来多発外傷に関する報告はきわめて少ない。ことにそれがどの位発生しているか、原因は何か、受傷部位はどこが多いか、合併損傷によってどのような病態の変化があらわれるか、受傷部位別の死亡率に差があるのか、その差は何によるものか、などについては詳細

な検討がなされたことはほとんどない。（『日本医事新報』一九七四年、二六一一巻、四九頁）

「なんだ、自分が疑問に思っていたことは、知られていないのか。教科書に載っていないはずだ」と拍子抜けする思いでした。論文のまとめは続きます。

最後に、このような多発外傷に対する今日の救急医療体制についても考慮しておく必要がある。救急搬送では原則として救急出場から最も近い医療機関に搬送することになっている。その医療機関が多発外傷の蘇生にいつでもとりかかれる数名の外科医と麻酔科医が常駐しており、さらにいつでも使用できる大量の保存血や呼吸管理のための設備を用意してあるなら、まったく問題がない。しかし例外的なブロックセンターを除けば、これらのたとえ一つでも満足しうる状態でないのが現実である。（前掲論文、五〇～五一頁）

「こんな現実だから外科医でも〝どうせ助からない〟と言うのだ」、という怒りにも似た感情で読み進みました。論文は以下のように結ばれていました。

多発外傷は脳外科医、胸部外科医、一般外科医、整形外科医が集まり、それぞれの担当部分の治療を行うことによって征服される外傷では決してない。外傷によってひきおこされた全身性変化に対応した総合的治療は、従来とはまったく異なるトレーニングシステムの教育によってのみ可能であろう。われわれのめざす新しい外傷外科は、まさにこのような

治療を行いうる外科を意味している。（前掲論文、五一頁）

最後の一文を読んだ時、体を貫く電撃のような感動を体験しました。「われわれのめざす新しい外傷外科」という言葉が、モヤモヤしていたものを吹き飛ばしてくれました。自分が考えていたことはこれであり、この「新しい外傷外科」を学ぼうと心に決めました。著者は小川道雄（後の熊本大学教授・副学長）という人で、所属は大阪大学医学部附属病院特殊救急部という聞いたこともない施設名でした。しかし、故郷の大阪にあることが心強く感じたのを覚えています。この小川論文には杉本侃《つよし》先生が共著者として名前を連ねておられました。その杉本先生が編者である『外傷外科学』という専門書があることを知りました。その「序にかえて」です。

外傷外科学は、この重要な疾病単位について、病態と治療を研究しようとするものであるが、医学のなかでは最も遅れた未発達の分野であり、単に体験と印象の雑然たる集積に過ぎなかった。本邦の大学においても、外傷を専門としてとり上げたのは、われわれが最初であったことをみても、この分野の教育・研究・治療体制がいかに未発達であるかがよくわかる。（中略）昭和四一年に、大阪大学特殊救急部が発足した当時は、したがって我々自身も、欧米に留学中に学んだ知識をもちよるのが、せいいっぱいの状態であった。参考とすべき教科書も論文も、本邦にはほとんどなく、あるとすれば臨床統計が主体で、病態に関しては、単に外科手術から類推した常識的知識か、外国文献の模倣か、もしくは単なる一例報告的な体験談であった。（恩地裕監修・杉本侃編集『外傷外科学』医歯薬出版）

専門家がこう言うのだから、外傷外科に関して医学生には漠然とした疑問しか浮かばないのは当然だと思いました。この「序にかえて」では、ここから杉本先生による我々後輩たちへの挑発が始まります。

あたかもベトナム戦争は最盛期となり、戦傷患者の病態につき詳細な研究報告がつぎつぎと発表されるようになった。同時に外傷やショックに関する研究は全世界的に急速な進展をみせはじめた。これらの発表の多くは、ちょうど、われわれのすすめていた研究と着眼点や進展状況がきわめて類似しており、このことは、われわれ全員を強く勇気づけるものであった。当時はまだ、われわれの発表は、いまのように学会で問題にはされてはいなかった。しかし、われわれはまちがいなく、世界の第一線に並んで研究をすすめていることがわかっていた。

このような希望に燃えた毎日のなかで、われわれは外傷の外科学を単なる印象と経験の集積ではなく、客観的なデータに基づいたいわば自然科学の1つにできないかと考えるようになった。そしてその成果を、1冊の教科書にまとめて世に問うことが夢となった。

（中略）

どんな権威のある学説についても一応は疑い、客観的なデータと臨床経験をもとに、十分な批判と議論を加えた末に結論を下すようにつとめた。治療法についても同様であり、従来の方法を盲目的に踏襲することを深くいましめあった。しかし、本著においては単な

る批判に終始することなく、現段階に考えうる最良の治療法を必ず紹介するようにつとめた。（中略）
　本著は、したがってあらゆる面で、日常の外傷治療に直ちに役だちうるものと信ずる。同時に、若い医学徒たちが、この新しい分野の研究に踏み込むための手引書になることを、強く期待したい。（前掲書）

医学徒とは、まさに私のことではないかと体がしびれる思いをしながら読み進めました。

外傷の研究は、はじめに述べたごとく、医学のなかでも最も遅れた分野であり、それだけに今後の研究によっては飛躍的な発展を期待することができる。外傷のための本格的な治療と研究と教育が、本邦においても広く開始されることを、われわれは切望するものであり、本書の発行がその端緒の一端をになうことができれば、著者らのよろこびは、これに過ぎるものはない。（前掲書）

すぐにでも馳せ参じたい気持ちにさえなりましたが、医師免許がなければ門前払いでしょう。

それから二年後、私は特殊救急部で医師として勤務を始めました。

恩師杉本侃先生の「序にかえて」を少し長く引用しましたが、ここに書かれている「現段階に考えうる最良の治療法」とは、「正しい判断」によるのではなく、「正しいと確信する判断」に基づく妥当な治療法のことです。これは次節で詳しく論じます。

（3）パラダイムシフトの萌芽

さて、杉本侃先生の門下生として、救急医療の世界に足を踏み入れて一五年ほど経て、私自身が救急医学に関して検討を加えた文章を紹介します。医学的にやや詳細な内容もあるので、少し事前情報を提供したいと思います。

私は以下の引用の前段で、外傷外科を含む救急医学が対象とする病態の特性を述べています。「侵襲」とは患者がうけた障害（外傷ならば傷害）の程度という理解で結構です。論文では敬称を略すのが慣例であり、文中の「恩地」とは、私が勤務を始めた頃の大阪大学医学部麻酔科教授で病院長の任にあり、特殊救急部部長でもあった恩地裕先生のことです。その恩地先生は、要素還元主義的な特定病因説とは異なる捉え方で、重症救急患者を理解されていました。

後段にある「主訴」とは、医療機関を受診する理由となった患者自身が述べる主な身体の不都合のことです。家族歴は患者家族がどんな病気をしたか、既往歴は患者自身がこれまでに患った病気の記録です。現病歴とは、受診に至った経緯のことです。

まず第一に、救急医学が対象とする救急疾患は、原因と結果、すなわち病因と病態（救急疾患）に線形の因果関係が保証されません。恩地は救急疾患を侵襲－治療相関関係病と称していますが、これは救急疾患に構造因果性を求めた最初のものです。（中略）本来なら死亡してしまうような重篤な症例を強力な治療で救命し、その結果としてより複雑な病態が発生します。これを原疾患の重篤性や強力な治療に還元することはできません。侵襲と治療の相互関係のなかで生じたもので、特定病因説では解釈困難であり還元論的アプローチのみでは限界があります。

救急医学の第二の特徴として、対象（救急患者）に内在する大きな不確実性があげられます。診断学の教えるところによれば、まず主訴を訊ね、家族歴、既往歴、現病歴と問診を進めます。救急患者では主訴はともかく、家族歴、既往歴はおろか現病歴すら不明のことがしばしばです。さらに、たとえ設備が整っていても、時間的制約から検査や補助診断は制限を受けます。大きな不確実性こそが救急患者の本質であるともいえます。救急現場では医師は〝不確実な状況下での意思決定（decision under uncertainty）〟が必要であり、救急医学はこれを支えるものでなくてはなりません。（行岡哲男・島崎修二・松田博青「救急医学とは何か――救急医学の科学論的一考察」『救急医学』一九九〇年、一四巻、一一六九頁）

私はこの論文の最後を以下のように締めくくっています。

われわれには新たな医学のパラダイムが必要です。救急医学を志すということは、まさにこのパラダイムの創造に参加することにほかなりません。この問題は容易に解決できそうになく、最後は哲学の手助けを得なければならないでしょう。しかし解決の糸口は、高邁な理論ではなく日々の臨床のなかにあるはずです。なぜなら救急医学は実学であり、実学は常に現実とのかかわり合いのなかで創造され変革されるものだからです。（前掲書、一一七二頁）

実際、救急医学が抱える「不確実な状況下での意思決定」を解きほぐすその糸口は、まさに重症外傷の診療の中から見出されました。「不確実な状況下での意思決定」の要請がパラダイムシフトを促したということです。このパラダイムシフトへの確実な第一歩がしるされる場面を追いかけます。

3　医療のパラダイムシフトへの確実な第一歩――『トップナイフ』

(1)『トップナイフ』とは何か

『トップナイフ』(原著二〇〇五年)とは外傷外科の手術書の名です。著者は米国の外傷外科医マトックス教授たちで、この書名はトム・クルーズ主演の戦闘機エースパイロットを描いた映画『トップガン』をもじったものです。外傷外科医は、戦闘機パイロットよりも緊迫した状況に追い込まれることを意識したものです。

『トップナイフ』には専門性の高い外傷外科の手術手技が書かれています。著者マトックス教授と私は、学会での顔見知りの間柄です。原著を読み勇気付けられ、私自身が翻訳者として日本語版(医学書院)の出版に携わりました。『トップナイフ』からは、医療現場での「正しい判断」から「正しいと確信する判断」への発想転換を明確に読み取ることができ、医療のパラダイムシフトの第一歩の足跡だと言えるでしょう。
『トップナイフ』には、最重症の外傷患者の緊急手術、それも腹部や胸部の大掛かりな手術のことが書かれています。この種の緊急手術ではっきりしているのは、患者には死が迫っており、止血等の救命処置ができなければその場での死が避けえないということです。重症であればあるほど事態は切迫していますが、どの臓器がどのように損傷しているかは、手術を開始する時点でわからない場合がほとんどです。

この不確実な状況下で始める外傷手術では、情報は乏しく、計画を立てることもできず、「正しい判断」を得ることが困難だということです。したがって、外傷手術は行き当たりばったりにならざるを得ず外科の本道を外している、という見方が外科医の間でも一般的でした。日本の外傷外科の草分けでもある杉本侃先生の『トップナイフ』への言葉をお借りします。

一般外科の手術書には、優雅でデリケートな様々な手術法が記載されています。しかし、血の海の中では、殆ど使い物になりません。（中略）手術の基本的考えから、変えなくてはなりません。だが、どう変えるべきなのでしょうか。本書は、そのような外傷外科医にとって、血の海での手術に対して、明確な考え方を述べるとともに、驚くほど明確に具体的な手術法を示しています。（私信）

手術の前に既に大量出血によりショック状態となり、死がどんどんと迫ってきます。手術以外に救命する手段がありません。腹部を開ける（＝開腹する）と、そこはまさに血の海です。マトックス教授は以下のように書きます。

素早く開腹すると血液が噴出し、腸管が暗赤色の血と凝血塊の間を漂う。麻酔科医はもっと多くの静脈ラインを確保しようと悪戦苦闘し、看護師は手術器具の展開を始めている。けたたましく警告音を発するモニターの数値を見るまでもなく、今こそまさに〝その時〟であることを思い知らされる。修練と努力により身につけたその腕と技は、この突然で過酷な状況の中で試されることになる。（中略）しかし、著者らに言わせれば、これは序の口である。外傷手術の現実世界は、腹腔内の大量出血、手術室内の混乱、頭の中で点滅する赤信号、手技未熟な第1助手、これらで満ちている。（『トップナイフ――外傷手術の技・腕・巧み』一～二頁）

不確実な状況の極みではないでしょうか。マトックス教授は、いったいどのように対処するのでしょうか。デカルト的真理観からは想像もつかないことを彼は言います。

経験を積んだ外傷外科医は、開腹直後に、時にはもっと早い段階で、執刀開始前に既にダメージコントロール手術を決断している。（前掲書、一六頁）

プロローグの「私」も「僕」の手術を始める前の段階で、ダメージコントロール手術の実施を決めています。この手術法は、一九九〇年代に最重症の外傷患者への手術方法として提唱されたものです。まずは絶対必要な止血のみを行い、その他の出血部や他の損傷はそのままとして、これで手術を一旦中断し、手術室からＩＣＵ（集中治療室）に移動して病状を安定化させます。損傷した臓器の修復や、修復不可能な臓器の摘出のための再手術は時間をおいて実施する、二段・三段構えの外傷手術の実施方法を言います。

初回の手術で、出血を抑えるための方法は単純です。大量のガーゼを意図的に出血部の周囲、要するに体内にしっかりと詰め込んで、出血部を押さえ止血します。臓器の損傷それ自体は修復せずそのままで、ガーゼを体内に詰め込むということです。これで止血ができなければ、出血死は避け得ません。まさに救命、それも生命に危険を及ぼす出血だけを止めることを最優先とするのがダメージコントロール手術です。

がんの手術のような予定手術の達人からみれば、臭いものに蓋をするだけの一時しのぎのようにみられます。「ガーゼを詰めて手術を終わるなど嘲笑の対象でしかなかった」（杉本侃先生書簡より）と言われるような手術方法です。

米国でもダメージコントロール手術が学会発表されはじめた当初は、当時の外科の大御所（多くはがんなど、計画をしっかりたてて行う手術の達人）から、内臓の損傷を手術で修復しないのは「外科医の敗北の証しであり、恥ずかしくないのか」という意味のコメントが少なからずあったそうです。

こうしたコメントの背景には、病気は特定の病因、外傷では特定の損傷こそが治療対象という要素還元主義的発想と、さらにこの病因を確実に診断し、「正しい判断」のもと計画的にこれを修復・除去するという、デカルト的真理観の影響を読み取ることができます。

以下は、マトックス教授の説明の続きです。

ダメージコントロール手術に関する文献では、「死の三徴」(lethal triad) すなわち、低体温、凝固障害、アシドーシスに関する議論が盛んである。(中略) しかし、実際の外傷手術では、「死の三徴」はあまり役には立たない。もし、状況を的確な戦略眼をもって把握すれば、患者が回復不可能となる生理学的許容限界に近づくより充分前に手術を中断することができるはずである。(前掲書、一五頁)

ダメージコントロール手術実施の決断をいかに行うかは、多くの学術研究があります。それらの研究から、全身の体温低下(低体温)、血液が固まりにくくなる状態(凝固障害)、血液が酸性に傾く状態(アシドーシス)が危険な徴候として、特定の検査値(数値)を指標にすべしとする論文(文献)があります。これは数値による概念化に他ならず、特定の概念(数値)に当てはまる状態のときに、ダメージコントロール手術の実施判断をすべきという概念(数値)と、医師の判断をつなぐという医学的研究の既存枠組みに当てはまる形式でまとめられています。

しかし、マトックス教授はダメージコントロール手術の実施決断には、数値データに頼る「死の三徴」は「あまり役には立たない」と言い切ります。その上で、「状況を的確な戦略眼をもって把握」すべしとし、続いて「疑いなくはっきりと覚知しえる以下の所見を参照すべき」と、いくつかの所見を列挙します。腸管の浮腫、小腸の拡張、腸管表面の黒ずんだ色調変化、組織の冷たい感じ等々です。

しかし、これらは「冷たい感じ」に代表されるように主観的な観察の域を出ません。それぞれが特定の病状や処置の必要性に結びつく徴候（サイン）ではなく、医学的には〝非特異的〟と表現されるものです。これらの所見は、手術を中断すべき危険な病状という直観があってこそ、はじめてその意義を了解でき、ダメージコントロール手術を示唆する徴候として把握できます。

外傷外科医が〝とりあえずの止血をして手術を直ぐに止めないと、患者の生命は尽きる〟と感じることが必要で、これをもう少しくだいて表現すれば〝このままではダメだ〟という直観体験です。この直観がなければ、そこにある所見は視野の中に存在しても、その意味を受け取ってダメージコントロール手術につなげることはできないということです。

〝このままではダメだ〟とは、まさに今、手術を行っている外科医が感じることだとマトックス教授は強調します。この直観体験を底板として、この直観を検証する際に「疑いなくはっきりと覚知しえる」事柄が、徴候として利用可能になります。すなわち、外科医の直観体験を底板としてこれを術中所見で検証し自分自身の確信を確かめつつ手術を進めようという発想がこの手術書を貫いています。

外傷手術は、そもそもの外傷（侵襲）に、新たに加わる手術という傷害（侵襲）にほかなりません。もし、当初の外傷による傷害が大きく、既に人の許容限界ぎりぎりであれば、手術に伴う新たな傷害を最小限に抑えないとこの限界を超えてしまいます。許容限界を超えれば、これはその人の死に直結します。〝このままではダメだ〟は、外傷だけでなく手術の継続に患者が耐えることができないという外科医の直観体験です。

このことが理解できれば、ガーゼによる圧迫で出血を抑え手術という傷害のさらなる負担を速やかに中断することは、救命には不可欠です。これは「外科医の敗北の証し」でもなければ、外科医として恥ずべきことでもありません。救命という目的を目標において事態を把握すれば、ダメージコントロール手術は当然の帰結です。

二〇世紀の従来の外科手術書では、まず手術の対象（炎症を起こした虫垂、がんができた胃等）が特定されていることを前提に、これを切り取るための手順が記述されていました。この手順は「正しい判断」に基づくとされ、手術を安全・確実に完了するための手立てだということになります。

『トップナイフ』では手術の各段階で特定の手術操作を選択する際に、その妥当性を外科医が自ら問いつつ手術を進めるべしという姿勢がはっきりしています。この姿勢は、それ以前の外科手術書とは決定的に異なっています。

(2) 『トップナイフ』の意義はどこにあるのか

『トップナイフ』は日本語以外に既に六ヶ国語（ドイツ語・ポルトガル語・ギリシャ語・ポーランド語・中国語・イタリア語）に翻訳されています。この小ぶりな外傷外科の手術書が、各国の外科医たちに受け入れられているという事実が重要です。

この本がパラダイムシフトの第一歩だという理由をもう少し掘り下げて考えてみます。

私は日本語版の「翻訳者補遺」で『トップナイフ』を、世阿弥の『風姿花伝』に並べて以下のように評しました。

世阿弥は「風姿花伝（花伝書）」を、「ただ、時に用ゆるをもて、花とするべし。」（その状況で用に足るものこそが、花である。）と結びます。能は「諸人の心を和らげて、上下の感をなさん事」（感動させること）を目指します。花とは人々に感動を与える素であり、その場・その時の用に足る（目的に沿った）ものこそ善きものでこれにこそ花がある、という結論です。手術は人の命を救うことを目指します。とすれば、重症外傷の手術の花を問えば、それは救命達成の素ということになります。原著者らは、本書全編を貫くキーワードに単純化を据え、「単純を旨とせよ。」と結論します。もちろん、単純でも有効でなければなりません。したがって、外傷手術の要諦は、「その状況に応じた単純かつ有効な解決策を組み上げることに」あり、この「有効な対処法を選びだすことこそが術者の仕事」であると言います。世阿弥なら、〝能も手術も、花は同じですね。〟とコメントするのではないでしょうか。（前掲書、二四一頁）

能は人の感動を、外傷外科手術は人の救命を目指します。いずれも、この目的達成には様々なモノ（能：小道具、手術：手術器具）やコト（能：小道具を手に取るまでの間の取り方、手術：臓器を押さえる力具合）を知ることが必要で、その時その場に最適と思うモノやコトを選び出し、組み合わせることで目的達成が可能になります。このことを具体的事例に基づき記述したのが『風姿花伝』であり、『トップナイフ』だということです。

それまでの外科手術書は、記載された手順に従えば目的達成が可能であることが想定されています。これは「正しい判断」を踏まえて書かれたものだと、すくなくとも建前としてはこのように理解されてきました。この構図は、受験生を正解へと導く解法手順の解説と同じです(99頁)。

従来の手術書では、基本となるルールは「手術は正しい手順で行うべし」です。この手術手順は事前の検査による病巣の把握をもとに、予め計画できます。この計画により、基本ルールは具体化され、「事前計画した手術手順を守る」となります。このようなルールに従って行われる予定手術は、多くの場合その予定の通りに進み、安全・確実に実施できるのも事実です。「事前計画した手術手順を守る」というルールにこだわるなら、外傷外科手術はいき当たりばったりの手術ということになります。しかし事前に綿密に計画された手術も、その過程を仔細に観察すると、進行に応じて適宜ルールを変更しつつ展開する言語ゲームであることは既にみた通りです(104~108頁)。

『トップナイフ』以前の外科手術書の著者たちも、実際の手術を良く知る人たちです。術者・第一助手・器具出し看護師らの動的で変幻自在な対応は、言語ゲームという言葉を知らずとも身についている人たちです。しかし、これを書物に書く段階では「正しい判断」の構図に合わせて、「事前計画した手術手順を守る」というルールに基づく記載になっていました。「事前計画した手術手順を守る」というルールは、現場で変更可能であることを承知していれば何の問題もありません。しかし、これを固く守るという姿勢で手術に臨めば、想定外の事態への対応に遅れを生じます。

多くの外科医は、言語ゲームのエッセンスは身につけており、現場では現象学的発想に切り替えて柔軟に対応をしてきました。これをマトックス教授は以下のように表現します。

手術室で著者ら外科医が行い教えることは、著者らが相まみえることもない多くの先人の智恵と経験が積み重なったものに拠っている。印刷された文字を介して、この智恵と経験が、時空間を跳び越えて困難に直面した著者らを救い導いてくれる。実経験に基づくこれらの的確な助言は、著者ら自身に大いに役立った。(前掲書、二三九頁)

重症外傷の手術は常に緊急であり、「事前計画した手術手順を守る」というルールは適応できません。この事態に真正面から向き合い、手術の実際を記述する外科医の出現は二一世紀まで待たねばならなかったということです。『トップナイフ』のマトックス教授は、手術中の判断を外科医の内面に存在する(内在としての)確信として捉えています。この発想の転換により、手術という言語ゲームのルールも大きく変わります。

『トップナイフ』の革新性は、現象学や言語ゲームという用語はともかくとして、「正しいと確信する判断」という現象学的発想に基づいて、手術を妥当性を求めて展開する言語ゲームとして捉えている点にあります。

しかし、これはあくまでも外傷外科手術という外科医・麻酔科医と手術室の看護師らの間での出来事で、これが医療全体のパラダイムシフト(基本ルールの変更)には未だつながってはいません。その意味で、極めて重要な第一歩ですが、あくまでも医療のパラダイムシフトへの萌芽と理解すべきです。

＊

重要なこの第一歩を、未だ踏み出せていないのが災害医学の分野です。災害対応マニュアルや医療施設におけるＢＣＰ（Business Continuity Plan 事業継続計画）の議論が続いています。これらのマニュアルや策定は、防災や事業継続を目的に「正しい判断」に基づくという発想から抜け出せていません。

これは出題範囲（問題を出す限界点）を限定し、その範囲内で正解を得る手順の記述に似ています。災害の程度を想定し、被災者数を予測し、一定時間内に医療機関に参集可能な人材や調達可能な物資やライフラインの状況を列記して、これを前提に正解を得ようとする発想で組み立てられています。

実際の災害は、前提とした限界点を超えること（想定外）が常に起こり得ます。想定外を想定すると無限の状況設定が必要となり、対応策は無限大でマニュアル（正解に導く手順）として記載することは不可能です。想定外を想定しない場合においてのみ、正解は想定されます。

災害対応マニュアルやＢＣＰの策定は必要です。しかし、これは災害に直面した人たちに好ましい結果を約束する「正しい判断」に基づく手順書ではなく、災害対応の担当者を含め現場の人たちの直観体験を検証しつつ事に臨むためのリソースの一つであるべきだと私は思っています。災害医学の分野でも、災害現場にそくした実用性と実効性のある基本原理が必要だということです。

＊

二〇世紀に杉本侃先生らが構想し、二一世紀にマトックス教授が描き出した外傷外科は、外科医の直観体験を底板に、これを検証し妥当と思われる処置を展開する言語ゲームとして理解されます。救急医学は「正しい判断」を得ることができない特殊なものとして歩を踏み出した感はあります。しかし、医療は、救急医療に限らずおよそ他の全ての分野で「正しい判断」を得ることができません。次節では、少し観点を変えて「正しい判断」の不可能性の広がりについて検討します。

4　医療のパラダイムシフトの広がり

（1）確率論の限界と可能性

二〇世紀の医学は確率論を活用します。しかし、確率論を導入しても医療現場の「正しい判断」の不可能を解決することはできません。病気A（例えば、胃がん）の治療のために、医師と患者が相談して治療法α（例えば、胃を手術でとる外科治療）を選択したとします。治療結果は手術前には存在しないのですが、医学は統計学の助けをかりて確率として結果を予測します。

例えば、治療法αは「治癒率九〇％」という事実が存在するとします。この意味は、まずは過去一〇〇名の病気Aの患者は治療法αで、九〇名が治癒し、一〇名が治癒しなかったという事実に基づきます。そして、今後、病気Aを治療法αで一〇〇名を治療すれば、同じく九〇名が治癒し、一〇名が治癒しないことが予測されるということです。

これから手術を受ける目の前の一人の患者が、治癒する九〇名のうちの一人なのか、または治らない一〇名の一人なのか統計学は決して教えてはくれません。これは未来のことは誰も断言できないという事実に由来します。検査方法が進歩し、また統計学的演算を洗練しても、特定の患者の治療結果という未来の事態は、事前に断定することはできないという単純な議論です。

「治癒率九〇%」を一人の患者に対して当てはめるとしたら、病気Aが一〇〇%(完治)ではなく九〇%だけ治るという意味ではありません。その人が、「病気Aに一〇〇回かかり、治療法αを一〇〇回実施すれば、九〇回は治癒し、一〇回は治癒しない」ことが予測されるということです

このように理解しても、これから行う「治癒率九〇%」の治療で、その患者が今回は治癒するか否かは断定できず、「正しい判断」を保証することはありません。これが確率論の限界です。このような治療結果の予測についての確率論の限界は、社会一般の人々と医療者が理解を共有すべき重要なことです。

以上述べた確率論的予測が「正しい判断」に関わることができない事実は、確率論の価値を貶めるものではありません。現象学的発想では、確率論的予測はもっと重要でみずみずしい意義を担うことは後述します。

さて確率論の限界を踏まえるとして、治療前の段階で、患者が「私は治るでしょうか?」と訊ねたら医師はどう答えるべきでしょうか? 医師の「大丈夫です。あなたは治ります」という答えは、患者を安心させるための配慮というよりは、やはりウソの部類に入るでしょう。医

師は未来を断定していますが、これは全知全能の神にしかできません。

医師が「治るか、治らないかは、治療してみないとわかりません。医療は不確実です」と答えたら、ウソではありませんが患者の不安への配慮という親身な姿勢を感じないだけでなく、その患者の診療を担当する医師としての当事者意識を欠く無責任さを感じます。「治癒率九〇%だから、大丈夫でしょう」も、わかったようでわからない答えです。

先のマトックス教授の発想にしたがえば、「私は、治療法αが妥当だと確信しています」といった内容になります。この答えは現象学発想に基づくのですが、その意義と、このような表現が使われるこれからの医療が、これまでの医療とどう違うのか。これが本書後半の課題です。

(2)「正しい判断」が期待を裏切るとき

これまでの議論は治療選択の判断は、治療開始前には正しさを評価できないという医療の一般性の議論でした。この節では、治療が終わり、その結果が出た時点に時を移してみましょう。病気A（例えば、胃がん）が治癒したなら、治療法α（手術治療）の選択は「正しい判断」であったと患者も医師も納得するでしょう。では、治癒しなかった場合はどうでしょうか。例えば、胃がんの場合、五年間再発や転移が確認されなければ治ったとされます。治癒率九〇%の胃がんの患者の手術は成功し退院したが、早くも数ヶ月後には局所での再発が確認され、それがどんどん大きくなっているとしましょう。胃がんは全て切りとったはずなのに、結果はこれと一致しません。

「正しい判断」という発想に従う限り病気Aに対する治療法α（外科手術）の選択は「正しい

判断」ではなかったと結論するのが道理でしょう。

事実としては治癒しなかったこの一人の患者は、理由はともかくとして一〇％の治癒しないグループに含まれたということです。患者の視点にたてば、そもそも病気になったのも不条理なら、治癒率九〇％の治療法にもかかわらず、一〇％の治癒しないグループに含まれるという新たな不条理をもたらすでしょう。

二〇世紀の医療は、身体の不都合を是正する病因の除去を洗練させますが、患者の不条理感や自己了解の変様については、医師の人となりに依存するというシステムであると述べました。身体の不都合の是正についての医師の説明で、患者は治療法αの選択が「正しい判断」だと理解していたらどうなるでしょうか。

もし「正しい判断」にもかかわらず治癒しないならば、「治療にミスがあったのではないか？」という推測が成り立ちます。この思いが医療紛争へとつながる場合もあります。つまり「正しい判断」という発想が、医療不信や、さらには訴訟へと発展する構図を成り立たせることを、まずは指摘することができます。

この事態に対する医療の側の対応は、「医療の不確実性」の指摘に留まっています。しかしそれでは根本的な解決にはつながりません。

結果が期待に添わないということが明らかになった時点で、医学・医療の不確実さで説明するのは、あと出しジャンケンのようなずるさを誰もが感じるでしょう。だからこそ、治療方法の判断や決定の時点で、医師は危険性や不確実性を説明し、患者の理解を得て事前の同意を得ることが大事だということになります。

この同意に際し患者だけでなく医師にも、「たくさん検査して診断を確実にして治療するのだし、治癒率は九〇%だから大丈夫だろう」と、「確実な状況下での意思決定」と「正しい判断」の曖昧な同一視が背景にあったとしましょう。また、一〇人に一人は治癒しない事実への軽視または無視が含まれているとしたら、大きな危うさが存在します。

この危うさの大本は、デカルト的真理観を無批判に医療現場に持ち込んだことにあります。大事な点であり再度強調しますが、「確実な状況下での意思決定」を「正しい判断」に置き換えることはできません。「正しい判断」は医療現場のどこにも存在しません。統計学的説明も有効でないことは述べた通りです。現在の議論は医療過誤・過失を前提にしていません。期待を裏切られミスを疑っている患者にとって、頼ることができるのは医師の人となりや誠実さだけになってしまいます。もし医師と患者の間に不信感がある場合は、「医療は不確実です」と言う医師の説明は、患者に対する不誠実な対応と受け止められても不思議ではありません。これは「正しい判断」が可能であるという誤解に端を発しますが、次節では、日常生活においても「正しい判断」は不可能であることの意味を考えてみます。

(3)「正しい判断」は不可能という常態

救急医療は時間との勝負と言われますが、これは一般には手遅れにならないように限られた時間のなかで素早く治療することと理解されます。しかし、外傷が「回復不可能となる生理学的許容限界」に近ければ、手術を一旦中断すること(さらなる負担の中断)がダメージコントロール手術のエッセンスでした。何かをすること(手術を継続すること)がより危険な場合もある

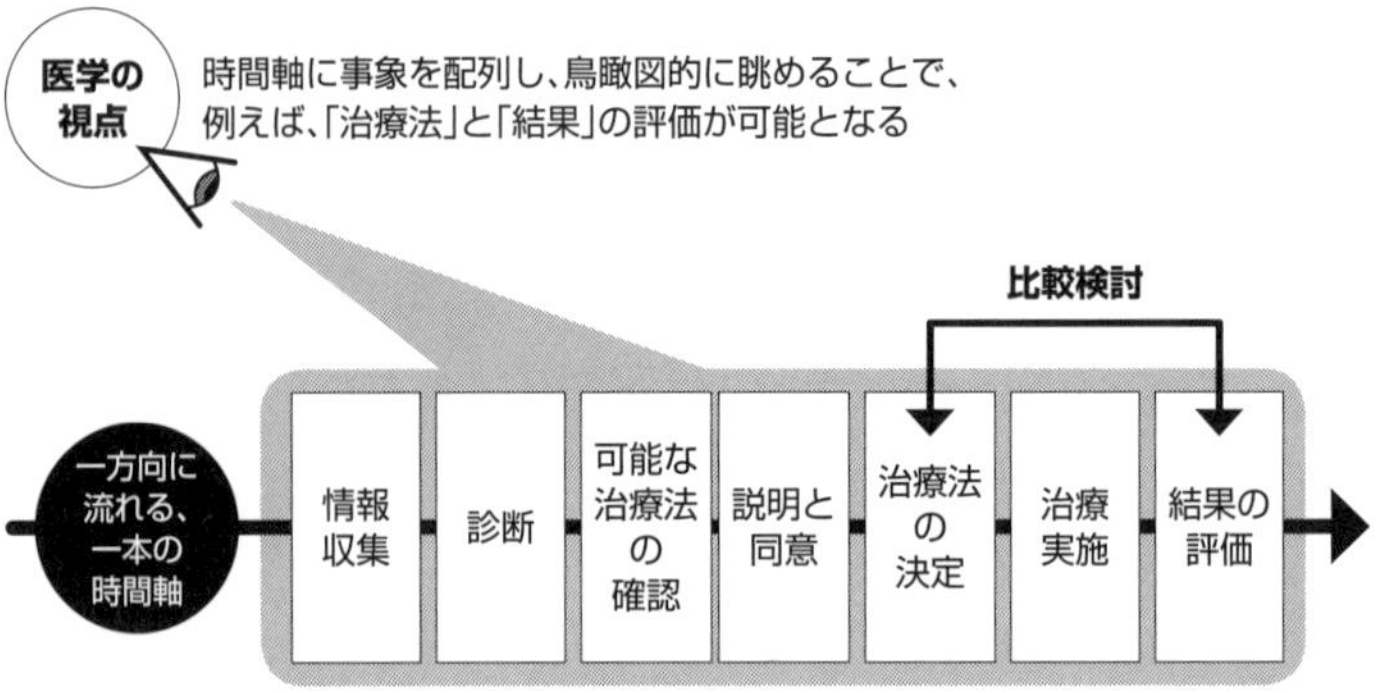

ということです。「時間との勝負」とは、許される時間の短さが問題なのではなく、時々刻々と変化する場に身を置き、その不確実さと向き合いつつ意思決定することを言い表しています。

一方、二〇世紀の医学が採用した「確実な状況下での意思決定」には、この動的な時間を取り扱いやすくするための工夫がその背景にあります。具体的な方法は、直線的で固定され一定方向に流れる時間軸を持ち込み、そこに出来事を配列するというやり方です。医療は、この線となった時間軸にそって、例えば細菌性肺炎の診療でみたように（96頁）診断と治療の過程を配置することができます。

医学では、過去の膨大な診療の具体例の経過を、時間軸にそって並べ、これらを鳥瞰するような観点から眺めています。それぞれの例で「治療結果」を基準として、例えば、それ以前に行われた「方針決定の判断」と突き合わせることでその判断が事後的ですが、予期した結果につながったかどうかの評価が可能です。

多くの事例でこのような比較評価を行うことで、確率論的に特定の病気には、特定の治療法が有効であることを医学的知見として抽出することができます。この知見のうち、医療現場で一定の規則に従い得られた結果を、根拠（エビデンス）として、このエビデンスに基づき医療を行うことを、根拠に基づいた医療（Evidence-Based Medicine：EBM）と称します。

＊医療界でエビデンスを得るうえで、現在最も信頼されている方法は、多施設・無作為・比較対照・臨床試験とされています。国内だけでなく外国をも含む多施設で行い、治療法の選択は確率的な無作為性を担保してそれぞれの患者に割り振ります。治療群と比較対照するグループとの治療成績の差が重要です。対照群には薬を服用しないという非治療群もありますが、これまでの治療法を比較対照群として新しい治療法の優越性を検証することも行われます。臨床試験とは、実際の患者の治療で行うということです。

この臨床試験なしには、エビデンスを欠くことになり、現代医療はその根拠の部分が脆弱になります。臨床試験は社会全体でその意義を捉え、人々の参加と協力なしには行えません。得られた結果は、医療現場での直観検証のためのリソースとして重要な意義を持ちます。

さて、人は朝起きて、いつものように顔を洗い、歯を磨き、いつものように会社に行き、仕事をします。それぞれの場面で、次の事態が予想され、概ね予期したように物事が進むという感覚で日々を暮らしています。満足か不満足か、または倦怠を感じているかどうかはともかくとして、自分の人生にストーリーがあって、これにそって生きているという感覚は、先行きが見えるという点で人に安心感と安定感を与えます。これが日常という感覚の源泉にもなります。

この日常としての自分の人生のストーリーも、やはり一本の時間線の上に出来事を並べていることに我々は気付くはずです。

救急医療では事態は時々刻々と変化します。今より前の処置が今に影響を与え、今の判断が

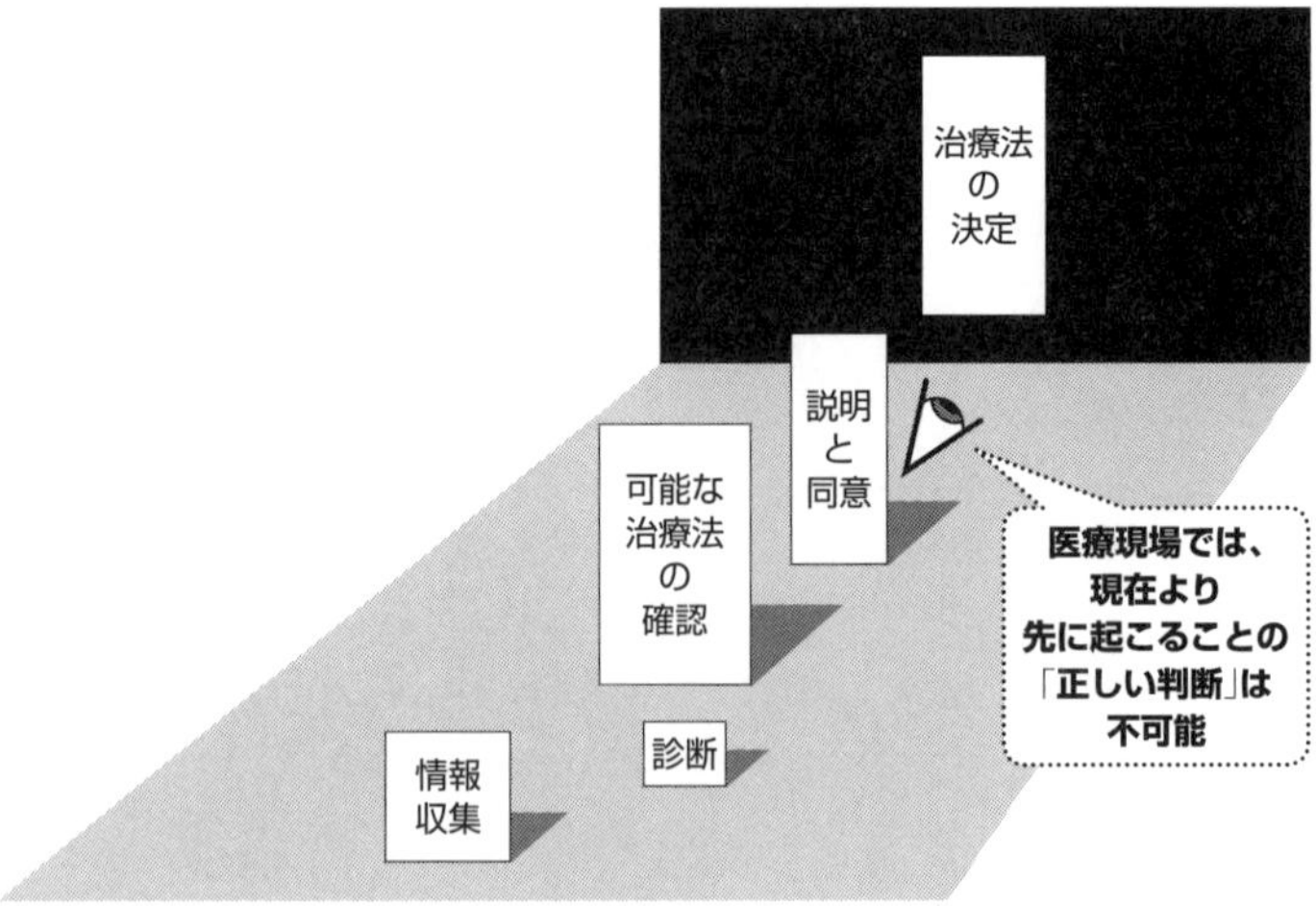

以後を左右しています。一本の時間線に整然と事態が並ぶのではなく、これまでを背負いつつ不透明な今よりも先に向かって、身を投げ込むような状態です。これは今を生きることが、鋭く露出する場面です。この動的な時のなかで特定の結果を保証する「正しい判断」は不可能です。

この事態は救急医療に限らず、既に例にあげた細菌性肺炎の診療でも、その場に身を置くなら同じ状況であることがわかります。細菌性肺炎の診療で、例えば「説明と同意」により治療法が選択された時点では、それより先にある治療結果は未だ存在しません。先行きは全くもって不透明で「正しい判断」が不可能なことは明らかです。この事態は、およそ医療現場一般に当てはまります。

そもそも、人が普通に生活している日々も状況は時々刻々と変化しています。人は、生まれたときから移ろいゆく場の中に投げ込まれており、これが人が生きるという常なる状況、常態です。この生きている場の中では「正しい判断」を得ることはできないのも明らかです。

病気となれば日常に亀裂がはいり、急性・慢性を問わず、患者を待ち受けているのは、不安や不条理を含み、時々刻々と変化し、先行きがみえない生の常態の顕在化です。その意味で、およそ医療とは人が生きるということの常態が露わになる場面であるということです。

＊

外傷や救急疾患は人に突然襲いかかり、人生の見通しを遮断します。単独の人ではなく、社会全体に対し突然不条理にも先の見通しを遮断するのが災害です。災害の規模とは、遮断された先の見通しの時間的奥行きと社会的広がりの度合で規定されます。先の見通しの遮断とは「正しい判断」の不可能性の顕在化に他ならず、生きるということの過酷さを人々に突きつけることになります。

しかし、いかに厳しい災害時でも、人々には「正しいと確信する判断」が可能です。この可能性が希望へとつながります。すなわち、可能性としての確信成立の条件を求めることは、いかに過酷な状況でも人には必ず常に開かれています。では「正しいと確信する判断」はいかにして可能かを、ご紹介すべく次章に進みたいと思います。

第五章　「正しいと確信する判断」はいかにして可能か

1　確信成立のための二つの条件

「正しいと確信する判断」が成り立つための条件は二つです。具体的な事例を手がかりに、この条件の説明から始めます。

(1)「X君だ」という確信成立の条件

あなたは糖尿病と診断され、インスリン自己注射のやり方などを学ぶために入院をすることになりました。そんな場面での出来事です。病室に来た担当医が「やあ、中学校の同級生のXだよ」と言います。では、あなたはどんな条件があれば確信して、「ああ、たしかにX君だ」と再会を喜び合うことができるでしょうか。確信成立の条件をこの事例で説明します。

第一の状況ですが、あなたはありありとした現実感をもって「X君だ！」と直観しました。そして、二人の中学時代のいたずらのことを話します。この過ぎたいたずらで、X君は右腕に小さなやけどをしました。目の前の医師は、「これだよ、もうほとんどわからないけど」と右腕の普通なら気付かない皮膚の色合いの違いを懐かしそうに見せてくれます。そのほか、先生のあだ名や共通の友人のことも記憶が一致します。こうなれば、あなたには、もはやこの医師をX君かどうか疑う理由を失い（確信が成立し）、「久しぶり！」と再会の握手をするでしょう。

第二の状況では、あなたは「X君だ！」と直観しました。そこで例のいたずらのことを話します。しかし、医師は首を傾げ、右腕に熱傷のあとなどはないと言います。さらに、担任の先生のあだ名の記憶も異なり、共通の友人なはずの人物の記憶もないと言います。このとき、あなた自身は「X君だ！」と感じても、これに自信はもてない（確信が成立しない）でしょう。

第三の状況は、いくら話をしてもあなた自身には「X君だ！」というありありとした実感が伴いません。相手は「これだよ」と右腕を出すと、確かに皮膚の色合いが違う部分がありますが、熱傷のあとかはわかりません。担任のあだ名や共通の友人の記憶も一致しますが、これは同級生なら誰もが知ることです。「X君だ！」という直観体験を欠くあなたは、心から再会を喜ぶ気分にはならないでしょう。

第四の状況ですが、まずもってあなたには「X君だ！」という思いが全く湧き起こりません。そして、いたずらのことや担任・友人のことを話しますが、あなたの記憶とは異なったとします。この状況では「この人は誰だろう？」が正直な印象でしょう。

第一の状況のように「○○だ！」という直観体験があり、これが他の人でも確認可能な（＝普遍性のある）事項により支持されれば、「○○だ！」は判断として疑う根拠がなくなります。直観体験とこれを支持する普遍的事項の存在が確信成立のための二つの条件です。

直観体験（または単に直観）とは、心の中に直接立ち現れるもので、一定の必要条件や十分条件を満たすことを確認して、その後に現れるようなものでもありません。直観は、自分の意思でこれを消すことはできません。自分の内面にのみ存在し、他の人が外からは確認できないものを「内在」（50頁）と表現しました。確信成立の第一の条件の「〇〇だ！」という直観体験も、他人はこれを直接確認することはできず内在です。

第二の条件とは、直観体験を支持する、他人でも確認可能な事柄の存在です。「〇〇だ」という直観があっても、第二の条件を欠く場合、これは確信成立の条件を欠きます。本節冒頭の例では、同級生Xだという人物が言う担任のあだ名とあなたの記憶が一致するという事実や、右腕の淡い色素沈着（熱傷によるものか否かは別として）は、他の人でも確認可能であり第二の条件に含まれる事項です。

確信成立の第二の条件となり得るには、誰もが（意図すれば）これを利用できることが重要な特徴です。例えば、医学的知見はその典型です。医学研究によるエビデンス（根拠）や確率論的予測値も、確信成立の第二の条件としての普遍的知見の一つです（本書では「普遍的」を、誰でも利用可能という意味で使っています）。

「治癒率九〇％」だから、これを根拠に「この患者さんは治る」と医師は「正しい判断」を得るわけではありません。診察した医師が「この患者さんには、この方法で治る」という直観体験があるとき、「治癒率九〇％」というエビデンス（根拠）は普遍的な事実として確信成立の第二の条件として利用可能です。

マトックス教授はダメージコントロール手術の実施決断に、「腸管表面の黒ずんだ色調変化、組織の冷たい感じ」という徴候が参考になると言いました（128頁）。これらは確信成立の第二の条件となり得るということです。

このように現象学的発想を医療現場に導入すればエビデンス（根拠）や確率論知見は、直観体験を支える確信成立の第二条件として普遍的で有用なリソースとしての価値がはっきりとします。

＊確信成立には、直観体験が第一義的であり、普遍的知見はこれを支えるものです。しかし、近代以降の科学（理念的で体系化された普遍的知見）の進歩により、科学的知見こそが正しい認識（「正しい判断」）を可能にする第一義的意味を担うという意識が社会に広がります。140頁の図の視点から「正しい判断」を得ることができるという意識です。フッサールは「危機書」で、科学に対するこのような理解を「ヨーロッパ諸学の危機」と捉え生活世界の重要性を指摘しました。生活世界の重要性とは142頁の図の視点の第一義性の指摘であり、同時に確信成立の第二の条件としての科学的知見の意義の再確認でもあると私は理解しています。

（2）医療における確信成立――「川崎病」の例

確信成立の第一の条件としての「〇〇だ」という直観体験と、これを支える普遍的な医学的知見の重要性について、川崎病の発見を例に説明を追加します。川崎病（Kawasaki Disease）は主に四歳以下の小児に起こる病気で、世界中の教科書に、発見者である川崎富作医師に敬意を表しこの診断名で記載されています。

厚生労働省の研究班の診断基準では、五日以上続く発熱、目の充血、発疹等の六つの主要症状のうち五つ以上が確認できれば川崎病と診断します。川崎病では稀に心臓を養う動脈の壁がコブのように膨らむ状態となり（冠動脈瘤）、これが破れると急死することがあります。この冠動脈瘤以外には、大きな問題を残すような病気ではありません。また、川崎病以外で子供に冠動脈瘤ができることはまずありません。

そこで主要症状が、（基準となる五つではなく、それ以下の）四つでも、特殊な検査で冠動脈瘤が確認されれば川崎病と診断します。稀ですが主要症状が四つ以下でも、特殊な検査をして冠動脈瘤が確認されるとやはり川崎病ということになります。

要するに、診断基準によれば、主要症状が基準（五つ）以上なら川崎病であり、基準以下でも否定はできません。川崎病の診断は、厚労省の診断基準チェック表を使い、印が付いた主要項目の数を数えるだけでは診断できないということです。発熱や発疹は、小児ではしばしば起こります。これら全ての子供に特殊な検査で冠動脈瘤の確認をすることは、多くの子に不要な検査を強いることになります。

主要症状が四つ以下しかなかったとしても川崎病と疑うべき場合があるという医学的知見が、「やはり気になる。川崎病かもしれない」という小児科医の直観を支え、特殊検査の実施を検討する根拠を医師に与えることになります。

＊

実は、この「何か気になる」という直観体験こそが、川崎病発見のきっかけにもなりました。一九六一年一月、東京広尾にある日赤医療センターの小児科医であった川崎富作医師は、猩紅《しょうこう》熱《ねつ》のような症状（高熱、発疹等）がある男の子の診療を担当しました。医師たちが行う症例検討会で、猩紅熱との相違点をあげてこれを否定しましたが、「では何か？」と聞かれて返答に窮したことをよく覚えておられるそうです。

川崎医師には、「何か気になる」、「何か変だ」という直観体験がありますが、これを説明してくれる医学的知見は存在しませんでした。

確信成立の第一条件としての直観体験（「何か変だ」）が存在しましたが、これが確信成立の第二条件でもある医学的知見による支持や説明ができず、漠然としたものにとどまっていました。しかし、川崎医師はこの内在としての体験を大事に残されていたということです。

一年後の一九六二年三月に、同じような症状の子を診察し「診た瞬間第一例の記憶が」蘇ったそうです。「この第二例を経験して、この尋常ならざる臨床像を呈する疾患が、現実に存在するとの実感を強く抱いたのであった」と回想されています（『小児内科』一九九〇年、二二巻、一七五七〜一七六二頁）。

漠然とした「何か変だ」という体験が、未知の疾病が存在するという直観体験へと焦点化され、これが川崎病を見出す底板が確保された瞬間でもあります。

川崎医師は、その後一九六七年までに五〇例の同様な症例の臨床経過を丹念に集積し、分析して、これを小児急性熱性皮膚粘膜リンパ節症候群（ＭＣＬＳ）として発表されました。この病気の概念は小児科医の間で直ぐに受け入れられたわけでなく、批判も相当あったようです。しかし、やがて広く小児科医に認められ、川崎病として普遍的な医学的知見となっています。

新しい病気の発見にはこのような出会いのような体験がありますが、実は現在の医師も、川崎病の診療では同じプロセスを踏みます。川崎医師の直観は「何か変だ」というものでしたが、現代の小児科医は「川崎病だ！」という直観体験から始まります。

ありありとした体験でなくとも、「川崎病かもしれない」、「もしかしたら川崎病かな」という直観体験もあり、これを起点に確信成立の第二の条件をチェック表で漏れなく確認できます。すなわち、直観が先であり、これを医学的知見で検証するように診療は進むという点で、川崎医師による川崎病の発見と同様のプロセスをたどります。

川崎病の直観体験を得ることがなければ、診断基準表の項目が満たされても、目の前の病気の子が川崎病だという確信成立の条件は揃いません。これは、先の「X君」の例で言えば、第三の状況（第一条件としての直観体験を欠き、第二条件の担任教師や友人の記憶は合っている状態）と同じです。診療担当の医師としての当事者性を持った「川崎病だ！」という診断には至りません。

＊

直観体験を普遍的知見により批判的に検証する姿勢を、「直観検証型思考」といいます。医療現場での医師の判断は「直観検証型思考」が基本となります。「川崎病だ！」という直観を、確信成立の第二の条件である医学的知見（診断基準）に照らして批判的に検証する診療プロセスは「直観検証型」の典型です。この検証作業でも自らの直観体験が揺るがない場合、医師は川崎病という診断を疑う理由がなく「正しいと確信する判断」を得ることができます。

内在としての「〇〇だ！」という直観体験は確信成立には必須であり、確信を支える底板です。この直観が、どれだけありありと明晰判明であっても、間違っている可能性（可疑性）は常にあります。この可疑性に意識的であり、直観体験を普遍的事柄で検証しもはや疑いえぬというレベルまで確信を検証するのが「直観検証型思考」だということです。

直観体験のありありとした明晰判明さを自分の判断の正しさの根拠とするのは極めて危険です。「自分がこのようにはっきりと感じるのだから、これは正しい」と決めつけ、批判的な検証姿勢は失われます。こうなると、普遍的な知見も自分に都合のよいものだけをつまみ食い的に取り上げ、都合の悪い事柄は軽視や無視することになります。これを「直観補強型思考」といいます。誤診だけでなく、誤報や誤った逮捕・冤罪といわれるものには「直観補強型思考」がみられます。

「直観検証型思考」では、批判的検証により確信は深まります。これは正しさの信念の強化ではなく、可疑性（間違っている可能性）を意識しつつ「選択すべきはこれしかない」という妥当性の意識の明確化です。次節では、「正しい判断」から「正しいと確信する判断」への発想の移行による、人のコミュニケーションの在り様への変化へと議論の主題を進めます。

＊「直観検証型思考」、「直観補強型思考」については、竹田青嗣・西研編『はじめての哲学史』（有斐閣アルマ）一六〜一七頁を参照のこと。

（3）コミュニケーション――確信を伝えるということ

世の中には正解のない問題が存在しますが、学校教育では問題には正解が存在することは暗黙の前提です。これを前提に、生徒（主観）には正解（客観）につながる「正しい判断」が教えられます。問題解決には他人との協力を要することも多く、意見や情報の交換のためにコミュニケーション能力が必要で、コミュニケーションは「正しい判断」を得るための手段の一つということになります。

生徒が「正しい判断」で正解に至るように、教師はわかりやすい解説を心がけ、生徒とのコミュニケーションを図ります。医療における「説明と同意（インフォームド・コンセント）」では、医師はわかりやすい用語や図解により情報を提供します。近年、医学教育でコミュニケーション技能（スキル）が重視されるのは、このような事情を背景にしています。コミュニケーション技能を修練することは、医療者に限らず現代社会では重要なことでしょう。しかし、「正しい判断」を前提にするとコミュニケーション技能は向上しても、当事者性の喪失という落とし穴にはまる危険があります。

「説明と同意」では、同意か否かの判断を行う当事者は患者です。医師は情報提供する役割を担い、特定の判断の強要はもとより誘導するようなことも、避けるべきとされます。すなわち、医師は患者の自己決定権を尊重し治療法の選択などに関わる情報には、偏らない中立性が重視されます。この偏らない中立性が、患者の「正しい判断」の確保という意識とつながると、そこに落とし穴があるのですが、具体例で説明します。

ある薬物療法が有効であり、同時に一定の割合で深刻な副作用があることを、医師が必要かつ十分に患者に説明したとします。患者もこれを十全に理解したうえでその薬物療法による治療に同意したとしましょう。医師が、「必要かつ十分な情報を提供しました。薬物治療の選択判断をした当事者はあなた（患者さん）であり、今後は我々に過誤・過失がない限り、結果はあなた（患者さん）自身が責任を負うことになります」という発言に私は違和感を覚えます。この違和感は担当医であるのに、まるで他人事のようであり、当事者性を全く感じない説明態度に由来します。この医師が「私は事実を正確にお伝えしています。何か、間違いはあるでしょうか」と言えば、確かに事実は伝えています。

そして危惧された副作用が発生したとしましょう。医師の「以前、申し上げたように、薬物療法を選択したのはあなた（患者さん）自身です」という姿勢は、医師の当事者性の喪失を反映しています。当事者性の喪失とは「私は関係ない」という発言に象徴されます。一般の方であれ、医療者であれ、このような当事者性を欠く医師の姿勢を可とする人は少ないと思います。残念ながら、二〇世紀末から特に二一世紀になり、医療者としての当事者性が希薄化しつつあるように私は感じています。二〇世紀には、医療界だけでなく社会の人々も、医療者の当事者性への関心は乏しかったし、とどのつまり医師個人の人柄に頼るしかなかったことは良医・里見脩二に象徴されています。

「納得」と「得心」

現象学的発想による「正しい判断」の禁じ手化は、コミュニケーションの在り様にも変化をもたらします。確信成立の必須条件である直観は自分の内面での体験（内在）で、これを底板とする確信も内在であり、他人が直接確認することはできません。

しかし、日々の生活世界では我々は「あの人はこう考えている」と他人の心の内を知ったような感覚を持つことができます。この時、実際は他人がどう考えているかという事実（客観）ではなく、自分自身の内面（主観）の体験に着目するのが、現象学的発想の重要なツボ（＝現象学的還元）です。

先に進む前に言葉の整理をしておきます。本書では「納得」と「得心」を区別しています。考えや立場などを自分が受け入れるとき、それが自分自身のもの（考えや立場）である場合を「得心」、それが他人のものである場合を「納得」と表現します。すなわち、他人が得心していることを、受け入れて（自分自身が）得心することが納得です。納得も得心も内在です。

一般に、「受け入れる」や「納得する」という表現には、相手の考えや提案等に「賛成する」

または「同意する」という意味合いが含まれています。例えば、「交渉により互いに納得し合意が形成された」という表現では、先行する「納得」には、そのすぐ後にある「合意」の色合いを感じます。

しかし、本書ではあえて、「納得」には同意や合意を含意させないで使っていることを強調したいと思います。

後段で、医療を「納得を確かめ合う言語ゲーム」と捉えますが、この「納得」にも同意や合意の意味合いを込めてはいません。したがって、「納得を確かめ合う言語ゲーム」では、結果としての合意形成は排除しませんが、同意や合意を到達すべき目標とは定めていないということです。これは合意がどうでもよいということではなく、現象学的発想の導入によりまずもってもたらされることは、互いに関わり合う姿勢がその根本から変わることだという点を、ここでは指摘するに留めます。

論を先走らずに、納得と得心を分けて扱う理由を、人とコンピュータの違いから説明します。コンピュータは条件入力すれば演算して結果を出力し、人と同じように質問に答えてくれます。その出力結果が妥当だと思っても、コンピュータという存在がその出力に得心しているとは我々は思いません。出力がおかしく、我々がプログラムを修正し妥当な結果が出たとしましょう。コンピュータがプログラム修正前は得心しておらず、修正後は得心したとも我々は思いません。このように我々は、コンピュータが〝自分と同じように得心する存在〟だとはみなしてはいません。要は、我々はコンピュータは演算はするが、内在と称される（得心や納得などの）体験はその内面には存在しないと理解しています。

相手が人で〝自分と同じように得心する存在〟だと理解すれば、人とのコミュニケーションは、コンピュータとの関係を比喩には使えません。人とのコミュニケーションとは、相手が賛成か反対かはともかくとして、まずは自分の考えを相手に受け入れてもらうこと（＝得心すること＝相手の納得）が必要です。立場を変えれば、（賛成・反対は別として）相手の得心を、自分が納得しようとする姿勢が必要になります。お互いに相手が（賛成か反対は別にして）自分の考えをまずは聞いてくれる（受け入れてくれる）という、ありありとした実感が伴わなければ、当事者性をもった人同士のコミュニケーションは成立しないということです。

現象学的発想に根差すコミュニケーションを「説明と同意」の場面で説明します。医師がある患者の治療に「手術が必要だ」という確信を得たとします。医師は自分の確信をその成立条件へとかみ砕き伝えることが必要です。内在としての確信の底板は「手術が必要だ」という直観体験です。医師のこの直観体験が患者により受け入れられることなしには、医師の判断への患者の納得（＝医師には確信があるという患者の得心）は成立しません。患者の同意する／しないは、この患者の納得の先にあります。

医師の直観は目の前にいる患者の診療担当医としての体験であり、この当事者性に根差して「私は（あなたの診療の担当医として）手術が必要だと確信します」という表現を導きます。これは単に修辞の問題ではなく、担当医という当事者としての全人的な姿勢です。この当事者性をもった医師に患者が向き合うことがなければ、医師の説明はコミュニケーションではなく客観的データの提示に終わります。

直観体験と、これを支持する普遍的知見に分けて患者に伝えることになりますが、当事者としての患者の納得がまずは目指されます。この納得は同意のことではなく、この納得を踏まえ患者自身が同意か否かの判断を下すということです。

医師が、手術の効果だけでなくリスクや、また手術しない場合の病状予測や危険、そして予後等々の説明をわかりやすく行うことは、これまでの「説明と同意」と同じく重要です。これらは確信成立の二番目の条件である医学的知見に関する説明です。

全人的医療という言葉があります。一般的説明では、患者の身体・心情・社会的立場などあらゆる側面を考慮し医療を行うことを意味します。私は全人的医療には、医師をはじめとする医療者自身が全人的な姿勢で医療に臨むこと、すなわち、相手が自分と同じように得心する存在として、その相手に今この場で医療を行うという当事者性が大事だと考えています。そして、当事者としての患者にも医療者と向き合う姿勢がとても大事です。この互いの姿勢に基づく協働が相互信頼を成り立たせ、ここに人のコミュニケーションの本質があります。

ヴァイオリン演奏家のBさんが急性虫垂炎となり外科医から説明を受ける場面（48頁）を思い出してください。Bさんは、悩んだ末に、外科医の専門家としての判断に納得し、同意して手術を受けました。しかし、自己了解の変様は未だその途上です。この診療過程で、Bさんは正解としての手術を選択したのではなく、外科医の説明を受け取り、自分の病状と向き合い、外科医の確信（=手術が必要）を納得し、覚悟を決めて治療選択をしています。外科医もこのBさんの納得と覚悟をしっかりと受け止め、手術に臨んだことでしょう。

このように、現象学的発想に基づく「正しいと確信する判断」を医療現場に導入すると、コミュニケーションは「納得を確かめ合う」ことそのものと重なり、手段であると同時に目的として、医療の本質そのものにつながります。

ここでの議論は、医療者や患者への「〜すべし（should）」という要請に基づくものではなく、「正しい判断」を禁じ手にして現象学的発想を医療現場に導入することにより帰結されるものです。

＊

これまでの論旨を少し整理します。一九世紀に治療のための医学が現れます。この枠組みでは、病因を除去して病気による身体の不都合を是正し、病気を治す医療が目指されました。二〇世紀には、他分野での成果を素早く医学に導入することで、医療技術は著しい進歩をとげました。二〇世紀後半にはこの医療の恩恵が社会全体に広く浸透し、その結果「医療とは病気を治すこと」という理解が一般化します。

二〇世紀に医療が手に入れた強力な治療力は、人々に大きな恩恵をもたらすとともに、その強力さゆえに深刻な障害の原因になることも明らかになります。また、病気が治療可能になり、人々はその具体的な治療方法を知り、複数の選択肢から特定の治療法を選ぶことが可能なことを知ります。この意識は、近代社会の理念にそったかたちで、患者の知る権利と自己決定権として医療現場に現れます。

しかし、未だ不完全な医学に基づいて、人が行う医療には完璧は期待しえず、医療には不確実さが伴います。医療が不確実であるから、医療現場では「正しい判断」ができないのではなく、そもそも医療現場では原理的に「正しい判断」を得ることができません。

不確実さが避けがたい医療現場でも「正しいと確信する判断」は可能です。「正しい判断」

から「正しいと確信する判断」への発想転換により、コミュニケーションは手段から目的へとその重心が移動すると私は考えています。

次節では、「正しいと確信する判断」の導入により社会の中で医療はどのように変わるのか、詳しくみていきます。

2 人の営みの社会的な広がり――「納得を確かめ合う言語ゲーム」へ

少し視野を広げるために、議論の場であった医療現場から離れることにします。さっそくですが日常の生活世界の中で、人はどういうときに恥ずかしいと感じ、また誇らしいと感じるでしょうか。このことから始めます。

(1) 恥と誇りの本質と人の社会性について

人はどのようなときに恥ずかしいと感じるのでしょうか。例えば、円周率(π)の値は、3・14の後に、159265と続くことを「知らない」と言ったとして、私は恥ずかしいとは思いません。多くの読者も、私と同じように恥ずかしさは感じないでしょう。

別の例です。「源義経」をお経の一つかと勘違いして「げんぎ・きょう」と口から発したとしましょう。この漢字(源義経)を「みなもとのよしつね」と読める人なら、周囲の人が勘違いと認めてくれたとしても、本人は恥ずかしさを感じるでしょう。

また女性の方で出勤中に、髪の毛をウェーブさせるヘアーカーラーを付けたままであることに気付いたら、これは恥ずかしいのではないでしょうか。

このように人はいろんな場面で恥ずかしい／恥ずかしくない、と感じます。この違いはどこにあるのでしょうか。恥ずかしいと感じるときに共通しているのは、自分の価値の他者による評価（自己価値の他者評価）の下落が、自分自身の体験として実感されることです。円周率の二〇桁、三〇桁の数値を「知らない」と言っても、多くの人は自己価値の他者評価の下落体験はないはずです。

「源義経」を「げんぎ・きょう」と読み間違ったとして、これを口に出さなければどうでしょうか。「あっ、〝よしつね〟だ。言わなくて良かった」と内心思うでしょう。「言わなければ」、自己価値の他者評価の下落体験の可能性は低いということです。ヘアーカーラーを付けたままでも、玄関を出てすぐに気付き誰にも出会っていなければ、大急ぎで家に戻り「早く気付いて良かった」と一安心するでしょう。

一般化すれば、およそ自己価値の他者評価の下落を実感すると、人には恥ずかしいという意識が生じます。最近、女性に限らないようですが、電車の中で化粧をする人がいます。手術器具のようなものでまつ毛を反り返らせている人もいますが、電車が急停止するとかなり危ないと思います。それはともかく、化粧をしていても周りの人を意に介する気配はありません。要するに、周りの人たちに見られても、化粧をしている本人は自己価値の他者評価の下落を実感していないはずです。これは善悪や是非ではなく、その人の体験の有無の議論です。

もし車内で化粧しているその時、これから初めてデートする思い人が乗っており、自分が見られているのに気付いたらどうでしょうか。化粧をしている人が恥ずかしいと感じたなら、自己価値の他者（デートする思い人）による評価の下落を実感したはずです。

では、人が誇らしく感じるのは、どんな時でしょうか。賞賛や賛辞を得ても、それがリップサービスや皮肉と受け止めれば、嬉しくないし、誇らしさも感じないでしょう。しかし、心からの賛辞は誇らしい気持ちを呼び起こします。すなわち、自分自身が、自己価値の他者評価が上がったと実感できるとき、人は誇らしさを感じます。

私は、自分の医学論文が初めて専門誌に掲載されたとき、何とも心浮き立つ想いを実感しました。この心情は、自分の論文が専門誌掲載に値すると評価され、自己価値の他者評価が上がったという実感に支えられていました。

誇らしさと恥ずかしさは表裏一体の関係にあり、自己価値の他者評価が上がる実感が誇らしさにつながり、下がる実感が恥ずかしさにつながります。恥じない人は、誇りも感じることがないはずです。

他者評価される自己価値には二つの側面があります。一つ目は、「〜ができる」、「〜を達成した」という能力価値という側面です。二つ目は、自己の存在そのもののかけがえのなさという存在価値の側面です。これも理屈というよりは、誇らしさや恥ずかしさを感じたときの自分自身の内面を見つめれば（内省すれば）、能力価値や存在価値の上昇や下落が伴っていることは誰でも確認できます。

能力価値と存在価値は、全くの別物ではなく、重なり合うこともあります。例えば競技会で優勝した場合、高い技術と精神力という能力評価と同時に、優勝者の称号を得る形で存在価値も上がります。

恥ずかしさや誇らしさを一度も感じたことのない人は、まずいないはずです。この事実により、人は他者からの評価を気遣う社会的な存在であることを、自分自身を振り返ることで確認可能です。自己価値は自己了解の重要な要素であり内在です。自分が価値ある存在として社会から認められているという実感は、自分を自分自身が受け入れること（自己了解の安定化）に重要な役割を果たしています。

人々は日常の生活世界のいろんな場面で自己価値の他者承認を互いに求め合い、これを確かめ合いつつ暮らしています。当事者性とは、このような確かめ合いを求める姿勢でもあり、この当事者性が原動力となり、人が人として暮らす世の中という地平が形作られていると考えられます。以上の議論を踏まえ、次節では自己価値の他者承認を軸に人々の社会的な営みの実相へと議論を進めます。

（2）自己価値が他者承認されるということ――社会的営みを言語ゲームで読み解く

もうしばらく医療現場から離れて議論を進めます。言語ゲームを手がかりに、まずは古今東西、世にある勝負事（スポーツ競技、囲碁・将棋・トランプ等々）のことを考えてみます。世の中には力勝負から知的なものまで多種多様な勝負事がありますが、その共通点を取り出してみます。

突然、なぜ勝負事の話になったのか、疑問を持たれる方もおられるかもしれません。本書では医療という人々の社会的な営みを、その最も深い部分までとことん考えようとしています。そこで世の中の人々の多種多様な営みから共通点をさぐり、これを踏まえて医療の特徴を浮き上がらせることをねらっています。勝負事の話、もう少しお付き合いください。

勝利をめぐる言語ゲーム

野球を例に勝負事に共通する特徴をさぐってみます。野球では、ボールの大きさ・重さ、またストライク三つでアウト、アウト三つで攻守のチェンジ等々の競技ルールが予め定められています。さらに勝利の条件（得点の多いチームが勝ち）も定められています。そして、スポーツに限らず他の勝負事にも共通することですが、試合開始前には勝者は決まっておらず、強者が勝つことが多いとしても番狂わせもあります。

野球を例にしましたが、スポーツだけでなく勝負事が成立するには、これらルールの束を理解し、その勝負事に参加しているという意識が必要です。要はそのゲームに参加するという当事者性なしには、勝負事は成立しません。

これら勝負事の大事な共通点は、勝者への賞賛の（勝者自身による）実感です。草野球でも、勝つことで仲間や家族も喜んでくれ、自分自身も喜びを実感します。オリンピックで金メダルを獲得した人の感極まる喜びは、高い能力評価とともに金メダリストとしての存在評価を得た結果であり、これは誰にでもうなずけることです。プロ選手なら大いなる勝利は勝者としての賞賛（存在価値）だけでなく、能力価値の指標としての収入増加にも結び付くことで喜びは大きくなるはずです。この多種多様な勝負事の共通点を、参加者の内面に焦点をあててまとめると以下のようになります。

① ゲーム参加者としての当事者意識を持つ。
② ルールが予め存在するが、勝者は決まっていない（と思っている）。
③ 勝利は自己価値の他者承認の上昇につながる（と思っている）。

ここで取り上げた勝負事を一般化しつつ、外から眺めてみましょう。参加者の振る舞いにはまとまりがあり、それがどのようなゲームであるかがわかるはずです。要するに、ゲームの名も知らないとしても、そこにどのようなルールの束があり、それぞれの局面でどれが取捨選択され適応されているか言葉で捉えることができるようになります。

すなわち、スポーツをはじめとする勝負事も言語ゲームだということです。そこで前記①、②、③の特徴を持った言語ゲームを「勝者を決める言語ゲーム」として括ってみます。「勝者を決める言語ゲーム」への参加者は勝利を目指し競い合いますが、これを社会の中で広がりあるものとして捉えることができるのは応援者（ファン）の存在です。自分が応援した人やチームが勝利すると応援者もわがことのように喜びます。

プロやアマチュアの対戦を問わず、テレビでの観戦であっても、応援する人やチームの一進一退に一喜一憂し一体感を持つことができます。応援する人やチームが勝利すれば大いに嬉しく、応援者も自己価値の他者評価上昇を実感できます。ただし、応援者は「勝者を決める言語ゲーム」それ自体には参加してはいません。「応援を競い合う言語ゲーム」というべき言語ゲームが「勝者を決める言語ゲーム」と結合することで、社会的な広がりを持ったものとして社会の中で鮮やかに捉えることができます。言語ゲームが互いに関わり合い結合する場合、これ

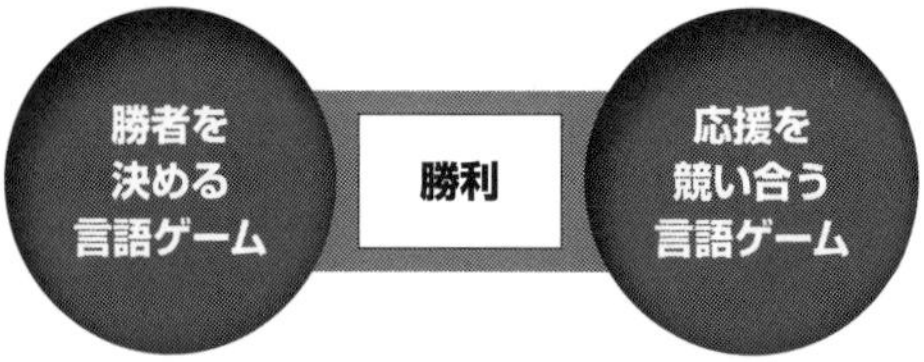

を複合言語ゲームと表現します。

＊本節での言語ゲームの結合や複合言語ゲームは、橋爪大三郎氏の『言語ゲームと社会理論』（勁草書房）八七〜一〇二頁に啓発されています。

言語ゲームの結合による複合言語ゲームにより、社会的な実体性を帯びることに（本書で私は）力点を置いています。世の人には「内在を確かめ合う言語ゲーム」と「超越を目指す言語ゲーム」という大きな二つのタイプの言語ゲームがあると（私は）考えています。医療や芸術の本質は内在の確かめ合いにあり、勝利者や学術業績は超越であり、これを目指す言語ゲームが存在します。世の中では「内在を確かめ合う言語ゲーム」と「超越を目指す言語ゲーム」のいずれもが重要な役割を担い、これらの言語ゲームの結合にも内在や超越が重要な契機になると思っています。

「応援を競い合う言語ゲーム」も前記①、②、③と同様な条件を持っていますが、応援し勝者となった人やチームと一体化した応援者は、応援者として存在価値の上昇を実感しています。

応援する人やチームが勝つことは、人々を勇気づけ、世の中を明るくすることに貢献します。負けたとしても再挑戦の路は閉ざされていません。その意味で、「勝者を決める言語ゲーム」と「応援を競い合う言語ゲーム」が結合した複合言語ゲームは、社会にとって欠くことのできないビタミンのような存在です。これが多種多様な「勝者を決める言語ゲーム」（勝負事）が古今東西の社会に常に存在し、そのファンがいる理由だと私は思っています。ファンのいない勝負事はやがて社会から消えますが、別の勝負事がファンに支えられ社会に現れます。

ビタミンは必要ですが過剰が健康を害することがあるように、「勝者を決める言語ゲーム」と「応援を競い合う言語ゲーム」が結合した複合言語ゲームの過剰さは、その社会の問題を映し出すことがあります。応援しているチームの勝利による高揚感や多幸感（自己価値の他者承認上昇の感覚）は、その社会にはびこる不平等や格差の不条理さを一時忘れさせてくれます。このひと時の忘却にすがるような生活は、人々の現実からの逃避を反映しているということです。「勝者を決める言語ゲーム」の社会的意味の議論はひとまずおきますがここで強調したいのは、勝負事は勝利というわかりやすい事柄を重要な手がかりに「応援を競い合う言語ゲーム」と結合し複合言語ゲームとして社会的な広がりを持って明瞭に捉えることができる、ということです。

少し議論を先取りすると、二〇世紀の医療も複合言語ゲームなのですが、二〇世紀では言語ゲームの結合に医療を行き詰まらせる事柄が混入し、必然的に医療は行き詰まりました。これを解きほぐしたうえで、これからの医療の基本構図を描くことを試みますが、本節はその準備です。

学術成果をめぐる言語ゲーム

医療の議論に進む前に、これと深く関わる複合言語ゲームのことに触れておきます。「学術成果を得るための言語ゲーム」と、学術成果を手がかりとした「普遍性を競い合う言語ゲーム」の結合です。科学や広く学問という分野では、研究室で研究者たちによる研究活動が展開されます。この研究活動は、そのグループの研究者らによる「学術成果を得るための言語ゲーム」として捉えることができます。研究者たちの内面に焦点をあててまとめると以下のようになります。

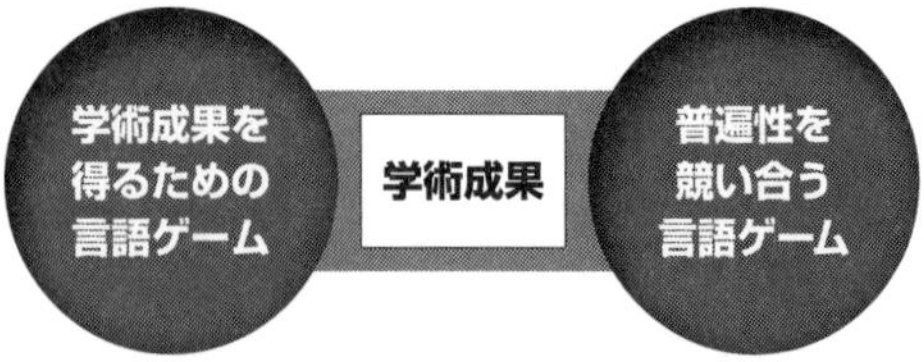
普遍性を競い合う言語ゲーム
学術成果
学術成果を得るための言語ゲーム

① 研究者としての当事者意識がある。
② 研究ルールが予め存在するが、学術成果が手に入るか否かは確定してはいない（と思っている）。
③ 優れた学術成果は賞賛される（と思っている）。

研究を全く一人で行うことは稀です。研究活動には複数の人が当事者として参加し、データを交換し、考え練り上げ、成果を目指しています。そこにあるルールは、実験手順や機器操作法などだけでなく、数的研究なら統計計算の方法、さらに研究資金の管理規定や倫理的規定への配慮も含まれます。これが「学術成果を得るための言語ゲーム」であり前記①、②、③のような特徴を持つということです。

達成した研究成果は学会に発表されますが、そこでは研究室内での活動とは異なる言語ゲームが展開しています。自分たちが得た成果により、これまで以上に物事の説明が明快であるとか、広くその成果が応用できることなどを、他の研究者にも認めてもらうことが競い合われます。

優れた研究成果を提唱した人は賞賛の対象とされます。ノーベル賞はその典型であり、授賞対象となる学術成果をもたらした人は能力価値と同時に、ノーベル賞受賞者という存在価値の両方の充実を実感することができます。

「勝者を決める言語ゲーム」と似ているようですが、勝利規定に相当することは、予めはっきり定まっていません。専門家たちの多くから支持され、幅広い共通了解が成立することが一番大事であり、これが競い合われます。すなわち、「その通りだ」と多くの人に共通了解が成立することが普遍性を獲得することの実像です。この普遍性を他の研究者と競い合うことが、学術組織（学会）という場での「普遍性を競い合う言語ゲーム」です。先の「勝者を決める言語ゲーム」と「応援を競い合う言語ゲーム」の結合での勝利のように、「学術成果を得るための言語ゲーム」と「普遍性を競い合う言語ゲーム」は学術成果を重要な手がかりとして結合し、複合言語ゲームとして社会に明瞭に姿を現します。

治癒をめぐる言語ゲーム

以上の二つの例では、勝利や学術成果というわかりやすい事柄が言語ゲームの社会的広がりの契機として重要な役割を担っていることが特徴です。そして大事な点ですが、この勝利や学術成果を得るには運と表現できる偶然性（＝不確実性）の存在を社会は受け入れています。

弱いチームが幸運に恵まれ最強チームに勝利することは、人々の熱狂をさそい勝者への大きな賞賛につながります。また、細菌培養中にカビが発生したという偶然が、細菌増殖を抑える物質（ペニシリン）の発見につながったことも知られています。「運も実力のうち」と表現されるように、偶然性は勝利や学術成果の価値を下げるものではありません。これが、社会が受け入れているということなのですが、この点を記憶に留めておいてください。

一九世紀に「治療のための医学」として方向性が定まった医学に支えられ、医療（Medical Care）は二〇世紀を通じ「病因除去を目指す言語ゲーム」として洗練されていきます。目指されるのは、病因除去の結果としての病気の治療であり、理想的には全く元通りの身体に戻ること（治癒）です。

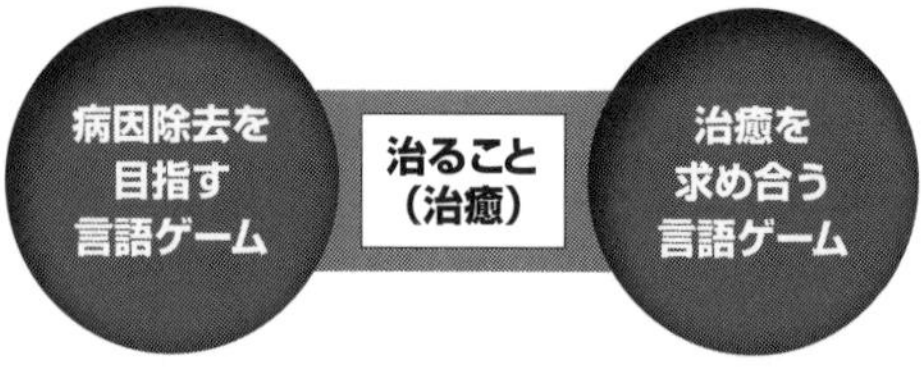

この治癒という一般の人々にもわかりやすい事柄を重要な手がかりに、「病因除去を目指す言語ゲーム」は「治癒を求め合う言語ゲーム」と結合し複合言語ゲームとして社会に現れます。

私は、二〇世紀の医療の行き詰まりは、治癒を重要な手がかりとした「病因除去を目指す言語ゲーム」と「治癒を求め合う言語ゲーム」の結合に、「正しい判断」が関わったことに元凶があると思っています。

「病因除去を目指す言語ゲーム」では、「正しい判断」が「確実な状況下での意思決定」へと置き換わることで、確実な状況での判断が治癒（＝良い結果）に結びつくという構図がはっきりと浮かびあがります。「正しい判断」で約束される治癒が、「治癒を求め合う言語ゲーム」という社会的な広がりのある複合言語ゲームの形成に関わることで、治癒には偶然性（＝不確実性）が入り込む余地はなくなり、「確実な状況下での意思決定」と治癒のつながりの偶然性を社会は容認しなくなります。

しかし、実際は医学・医療には「正しい判断」は不可能で不確実性が存在し、治癒も偶然性（＝不確実性）が排除できません。二〇世紀の医療は社会に大きな恩恵をもたらすと同時に、この矛盾が露わになるのですが、これを解決する手立てを医療界は持ち合わせていませんでした。結果として、矛盾を解決できない二〇世紀の医療は行き詰まらざるを得ないというのが私の理解です。

二〇世紀後半には、「どの病院の治療が一番よいか？」、「当院のがんの治癒率は全国有数です」といった評価の言説が世に現れ、人々はこれに関心を持ちます。このような言説が成立する背景は何でしょうか。評価基準となる治療結果（例えば、治癒率）には偶然性や不確実性が混じっていないことが前提になっています。これが医療に、「正しい判断」を持ち込んだ結果だということです。

「正しい判断」からの解放

「正しい判断」の結果としての治癒率は、奇妙というより不合理な数字として独り歩きを始めます。例えば、胃がんは全体で、治癒（五年生存率）はおおよそ七〇％程度ですが、「治癒率がA病院七六％、B病院四五％」だとしましょう。治癒率の高いA病院が、「優れた治癒率」で「良い病院」とつい理解してしまいそうです。

治癒率の比較を詳しくみましょう。胃がんをステージ（病期）で分ければ、おおよそですがステージⅠでは治癒率九〇％、Ⅱで八〇％、Ⅲで五〇％、Ⅳが一〇％程度です。そこでA・B病院ともに（あくまでも以下の数値は仮想的です）五〇〇例の胃がん患者を治療したとしましょう。A病院のステージ毎の治癒率と患者数は表のようなものでした。

A病院の各ステージの治癒率は標準的で、患者の八割（四〇〇例）が治癒可能性の高いステージⅠ・Ⅱの患者で占められています。ステージⅢ・Ⅳは二割（一〇〇例）でした。

一方、B病院の患者数も表のようなものでした。

B病院の治癒率はステージⅠからⅢでは標準的ですが、ステージⅣは二五％とA病院に比べて二・五倍も高い治癒率です。この病院では、ステージⅢ・Ⅳという進行した胃がんの患者が八割を占め、その治療を積極的に行い一三八名（三五％）の患者が治癒しています。A病院ではステージⅢ・Ⅳの治癒は三〇名（三〇％）に留まります。

A病院とB病院は胃がん患者のステージが異なる病院であり、進行したがんに限れば治癒率はB病院の結果が良かったということです。ここまでの細かい分析をせずに、「治癒率はA病院七六％、B病院四五％」だけでA病院が良いとすることは不合理な数字の独り歩きです。全体での治癒率が高いA病院は「医療とは病気を治すこと」という理解のもと、治る可能性の高い患者を中心に診療していることの反映かもしれません。

事情が異なるのが救命救急センターです。すでにみたように、我が国では重症外傷患者への対応から救急医療の整備が強化されました。国により制度化された救命救急センターについて、一九八六年に「救命救急センター10年の歩み」という特集が専門雑誌で企画されました。救命

A病院

ステージ	Ⅰ	Ⅱ	Ⅲ	Ⅳ	合計
患者数	300	100	50	50	500
治癒患者数	270	80	25	5	380
治癒率	90%	80%	50%	10%	76%

B病院

ステージ	Ⅰ	Ⅱ	Ⅲ	Ⅳ	合計
患者数	50	50	150	250	500
治癒患者数	45	40	75	63	223
治癒率	90%	80%	50%	25%	45%

救急センターに搬送される重症例の死亡率は二〇〜三〇%であり、「死亡率の高さは救命救急センターの活動状況の一つの指標となりうるものと思われる」(『救急医学』一九八六年、一〇巻、一六七四頁)と記されています。救命救急センターは重症例に対し高度で専門的な診療を目指す施設です。重症例は救命困難例も多く、死亡率が高くなるのが避けがたく、結果として死亡率が一定レベル以上高いことが、その救命救急センターの活動状況を反映するという指摘です。

〝我々の救命救急センターでは死亡率は二%です〟というコメントは、「正しい判断」による優れた治療成績というよりも、軽症例が多いことの反映で、その救命救急センターが適正に運営されていないという評価につながりかねないということです。

もちろん救命救急センターでも、一人でも多くの重症患者を救う努力が続けられてきました。しかし、死亡率の低さが、ただちにその施設の診療能力の高さにつながらないという理解が救命救急センターで特徴的であり、これは二〇世紀の医療界では例外的なことです。

最重症例の救命に関わる医療では「不確実な状況下での意思決定」が避けがたく、医療における「正しい判断」の不可能性が顕在化しています。その結果、治癒を保証する「正しい判断」というデカルト的真理観の呪縛からの解放が比較的容易で、死亡率の低値が「正しい判断」や「良い医療施設」と容易に結びつくことがなかったということです。

一方、がん診療では、ステージを確定して「確実な状況下での意思決定」が基本であり、「確実な状況下での意思決定」が「正しい判断」と置き換われば、デカルト的真理観の呪縛から逃れることは難しくなります。「確実な状況下での意思決定」と「正しい判断」の違いが曖昧となることで、治癒へと必ず導く「正しい判断」という幻影の実体化につながるということです。この実体化は、治る患者のみを選んで診療し、治癒率の高さを競い合うことにつながれば、二〇世紀の医療には治療困難な患者への眼差しが薄れる危険さえ孕むことになります。

「正しい判断」が医療現場で不可能であることが社会に浸透すれば、治癒が「正しい判断」の結果という発想から医療は解放されます。この解放の重要性は、そもそも「正しい判断」は医療現場のどこにも、誰にも得ることができないものであり、この幻想に振り回された二〇世紀医療のパラダイムからの脱却にあります。

しかし、これは決して治癒率の改善を目指すことの否定ではありません。より安全で確実性の高い医療を目指すことは、これからの医療においてもなんら重要性を失っていません。

指摘すべき問題は、医学が進歩し病因除去が可能になったのに、医療現場での病気の治癒には偶然性が抜きがたく存在することを、「医療は不確実である」という言葉以上のことを、医学も医療も考えなかった点にあります。

社会は勝利や学術成果の達成には運が存在することを容認しましたが、「正しい判断」の結果としての治癒に関して社会は運（＝不確実性）を容認していません。第二章で説明した医学・医療と社会の「きしみ」とは、「医療は不確実である」という医療界とこれを容認しない社会との「きしみ」の顕在化だとも解釈できます。

「医療は不確実である」というメッセージを医療界が社会に発信しても、「それで？」という社会の問いに医学・医療は未だ答えを出していないと私は感じています。

（3）「納得を確かめ合う言語ゲーム」とは何か

「正しい判断」から「正しいと確信する判断」へと発想を変えれば、医療という言語ゲームはどのようなものになるのでしょうか。

本節では以下で、「納得を確かめ合う言語ゲーム」へと話を進めます。これは医療の本質論につながるのですが、これまでの言語ゲームとの決定的な相違点は、社会的な広がりの契機として（勝利や学術成果といった）、誰にでもわかることを契機としていないことです。人の内面にのみ存在する内在を「正しいと確信する判断」によって確かめ合うことで、言語ゲームが社会に広がってゆく点に大きな違いがあります。

＊

「納得を確かめ合う言語ゲーム」を説明するにあたり、まずは少し医療とは離れ、歴史小説の一場面を借りることにします。主人公はある藩の重役で領地争いの現地の検分に出向くことになりました。彼は仰々しい検分の一行とは別れ、身分を偽り湯治場の宿で「孤独と、もの侘《わび》しさ」を一人楽しみます。宿の主人の紹介で一玄と名乗る老人が、琴をかなでつつうたい、酒にさぶろいます。

一玄は夜語りに身の上話を始めます。彼は、もとは絵師でそれなりの地位を築いたのですが、急な病に目がおかされ突然視力を失います。視力を失ってから琴をかなでる旅のものになるのですが、心の中では絵を描き続けます。

「空想だからたやすいとお思いかもしれませんが、（中略）頭の中で描いても、やはり絵はむずかしく、ときには一つ絵に三、四十日かかることもございます」、「本当に一枚、一枚、はっきりと見ることができるのです、もちろん、人に見せることはできませんが」と言います。一玄が語る絵は、彼の内面に存在する内在の一つです。この話に耳を傾けた主人公・原田甲斐は、「人はみな、誰にも理解されない絵を、心のなかにもっているのではないか」とつぶやきます。

甲斐は一玄の内在としての絵の詳細は未だ聞かされてはいませんが、その存在を受け入れています。このように「納得を確かめ合う言語ゲーム」では、お互いに相手の内面に存在する事柄を受け入れようと向き合う姿勢が、まずもって必要なことに大きな特徴があります。

一玄に内在する絵を受け入れ、それについて「納得を確かめ合う言語ゲーム」が展開しようとするその時に、一玄が「原田の殿もですか」と甲斐の身分を見抜いていることを明かします。

正体を見抜かれれば油断は禁物で、甲斐は生々しい現実の世界に引き戻されます。「もっとなにか云いたげにみえた甲斐の顔が、いつものなごやかな冷静さをとり戻した。たしかに、甲斐はなにか語りたそうであった、旅の宿であることと、老人のうちあけ話しにさそわれて、これまで他人には話したことのないもの、心の奥に秘めて来たものを語りたいようすだった。しかし、船岡の館主と聞いたとたんに、その衝動は冷え、心はうしろへさがった」、「あんなことさえ云わなければ、旅の一夜にめぐりあった、見知らぬ者同士で、気楽に話しもできたろうし、心にも残ったことだろう」と甲斐は思います。（山本周五郎『樅の木は残った』下、新潮文庫、四〇〜五〇頁）

甲斐は一玄の絵の仔細を聞いたりその絵を批評したり、さらに甲斐の奥底の思いの一端を語る、そんな「納得を確かめ合う言語ゲーム」の当事者であることを止めたということです。

＊

「納得を確かめ合う言語ゲーム」では、他人の内在としての納得が確かめ合われます。この内在は「正しい判断」の対象にはなり得ません。なぜなら、内在は個人の内面というブラックボックスの中に存在し、他人が客観としてこれを取り出し主客の一致を確認することはできないからです。

しかし、お互いに相手には、かくかくしかじかの内在があること（例えば、一玄の内面にある絵）について、「正しいと確信する判断」を得ることは可能です。「納得を確かめ合う言語ゲーム」では、お互いの納得は手段ではなく、そのことそのものが目的であり得るということです。前節のコミュニケーションが手段ではなく、目的となり得ることと重なります。

「納得を確かめ合う言語ゲーム」の特徴は、以下のようにまとめることができます。

①　当事者としての意識がある。
②　納得を確かめ合うためのルールが存在し、事前にお互いの納得の程度は決められていない。
③　互いの納得を確かめ合うことで、お互いに自己価値の他者承認が実感される。

甲斐は一玄との「納得を確かめ合う言語ゲーム」の当事者であることを止めたので、「心にも残ったことであろう」かもしれない、自己価値の他者承認の実感は失せてしまいました。

医療は、もとより人が勝利を争い合うものでなく「勝者を決める言語ゲーム」ではありません。診療は、臨床研究として「学術成果を得るための言語ゲーム」と重なることはありますが、医療の本質が「学術成果を得るための言語ゲーム」にあるわけではありません。

コミュニケーションは単なる情報提供や交換ではなく、相手を自分と同じような存在として捉え納得することと理解すれば、当事者相互がコミュニケーションを図ることが「納得を確かめ合う言語ゲーム」そのものであるということになります。

以降、医療を「納得を確かめ合う言語ゲーム」の一つと捉え、議論を進めたいと思います。

3　「納得を確かめ合う言語ゲーム」における信頼

勝利や学術成果により社会的な広がりをみせる複合言語ゲームでは、そもそもの言語ゲームへの参加にはルールを守ることが前提です。これが当事者性を保証することにもつながります。しかし、このことに関して参加者間の信頼関係は必ずしも必要ではありません。

極端にいえば、勝負事では、お互いに相手がルール違反をするのではないかという猜疑心を持ちつつ勝負に臨むことが可能です。研究（普遍性）を競い合う場合も、お互いに相手がまっとうな実験をしていないのではないかと疑いつつ研究成果をぶつけ合い、議論を戦わすこともできます。この場合でも、勝利や、自説が定説として認められれば、自己価値の他者承認は実感できます。むしろ不正な相手さえも凌駕したということで、より強い喜びを実感するかもしれません。

しかし、「納得を確かめ合う言語ゲーム」が成立するには、その前提として信頼関係が必要です。信頼とは文字通り「信じて頼りにすること」ですが、この説明が「正しい判断」という発想のもとでは、厄介な事態を招くことになります。以下は、その説明です。

医師・弁護士・教師等々の仕事は、患者・クライアント・生徒との信頼関係を基盤として成り立ちます。

医師・弁護士・教師らを含む専門家の「正しい判断」を前提に、ものごとが予想通りに進み期待した結果を得たときは〝信頼して良かった〟ということで、信頼関係はその真価が問われることはありません。

必要かつ十分な注意を払い職務にあたっても、結果が期待を裏切ることもあります。この時「正しい判断」の枠組みの中では、判断がそもそも「正しい判断」ではなかったことになります。期待以下の事態は「正しい判断」が為されなかった証拠として、信頼は裏切られたとして紛争に至ることもあります。

このように物事がうまく進まなかったときに、初めて信頼関係が問われることになります。デカルト的真理観に基づく「正しい判断」の発想に従うなら、少し皮肉をこめると、信頼関係とは、結果が期待を裏切ったときでももめごとが起きない間柄と表現できます。信頼関係がこんな消極的な意味しか持ちえないのは、「正しい判断」を基本にすえるからだと私は思います。「正しい判断」が不可能なのは、他人の能力や人となりについての判断も例外でありません。判断をせずに、ひたすら信じるという方策もあります。しかし、この信頼は盲信であり、結果が期待を裏切ったときは落胆が大きくなるか、あきらめの境地が必要になります。

「正しい判断」から「正しいと確信する判断」へと発想を転換すれば、信頼を考える場合も現象学的発想のエッセンスである自分の内面への力点の移動をともないます。信頼とは相手の能力・人柄やその判断の適正さを、信頼しているという（自分自身の）確信です。相手への信頼という（自分自身の）確信も、確信成立の条件を確認することができます。

第一の条件は、「この人は信頼に値する」という直観です。この直観体験をもう少し解きほぐしてみます。あなたが信頼している人物を思い浮かべてみてください。相手の能力評価もさることながら、相手が自分を大事に思ってくれている、受け入れようとしてくれるという、（相手が）あなたの存在を承認してくれているという感覚が、あなたの内面の奥底に存在するはずです。次に、あなたが関わり合ういろんな人たちを思い浮かべてみてください、あなたの内在としての（相手によるあなたの）存在承認の強度にしたがい、信頼に「値する」、「値しない」、「はっきりしない」のいずれであれ、何らかの直観は自分の内面に見出せるはずです。信頼の直観体験は、相手の自分に対する存在承認の実感の大きさに依存します。

私は先ほど、「お互いに相手が（賛成か反対は別にして）自分の考えをまずは聞いてくれる（受け入れてくれる）という、ありありとした実感が伴わなければ、当事者性を持った人同士のコミュニケーションは成立しない」と述べました（155頁）。これは（相手によるあなたの）存在承認のことを意味します。すなわち、コミュニケーションと、これを支える信頼関係も、ともに（相手によるあなたの）存在承認のあなた自身の実感に根差しているということです。

信頼の確信成立の第二の条件ですが、これは「信頼に値する」という直観を支持する事実です。これは自分以外の人によっても確認が可能で、その意味で普遍的な事柄による確認です。医師・弁護士・教師が、患者・クライアント・生徒を信頼できると確信する条件も同じです。この場合は、患者・クライアント・生徒はそれぞれ目標を達成したいと思い、専門家である自分を信頼してくれているという直観体験が第一の条件になります。そして第二の条件には、専門家としての助言・指導を守ってくれるという事実も含まれます。

相手への信頼の確信は、納得と同じように、相手も自分と同じような存在と捉えることが前提になります。すなわち、お互いに「正しい判断」は不可能であることを承知し、ともに「正しいと確信する判断」を目指すことができる相手か否かが問われるということです。

お互いに相手を信頼できると確信するとき、これが信頼関係であり、この基盤の上で「納得を確かめ合う言語ゲーム」は展開し、同時にこの展開が基盤を強化し信頼の可視化へと働きます。「正しいと確信する判断」への発想転換は、相手の能力や人柄を客観的に把握して、この結果をもとに信頼しようと努力することではなく、まずは眼差しが自分の内面へと変わることを意味しています。

相手への信頼の確信成立の条件が満たされるときもあれば、条件が満たされず信頼してよいのかどうか判断が付きかねる場合もあります。しかし、後者の場合でも確実に言えることは、自分自身には、第一の直観体験か、第二の確認可能な事項のどれが欠如するのかが確認可能であるということです。

そして信頼関係を構築したいと願うなら、関わりを継続しつつも信頼への確信成立の条件で欠ける部分を補うことを求め合うことが必要になります。

人は数千年、いや数万年かかって信頼という関係性を育むことを身に付けました。現代は、この人の在り様の再評価と活用が求められています。信頼関係は決して意見を同じくすることを意味しません。意見や考えをことにしても信頼関係に根差す「納得を確かめ合う言語ゲーム」は成立可能です。

信頼関係に根差す「納得を確かめ合う言語ゲーム」では、関与者はお互いに当事者として関わることになります。相手の意見や立場を自分が納得できるか、また、自分の意見や立場を相手が納得してくれているということに自分が得心しているか、このことにお互いが気遣う関係が納得を確かめ合う当事者であるということです。

この納得を確かめ合うことは、お互いに自己価値の他者承認をする関係でもあります。日々の関わりでも、お互いに自己価値の他者承認は上がったり、下がったりすることもあります。思わぬ失態で大きく自己価値の他者承認の低下（恥ずかしさ）を実感することもあるでしょうし、「さすが」と感心され自己価値の他者承認の上昇（誇らしさ）を実感することもあるはずです。

信頼関係に根差す「納得を確かめ合う言語ゲーム」では、恥ずかしさや誇りを実感できるということです。医療を「納得を確かめ合う言語ゲーム」と捉えると、その現場は身体の不都合の是正が目指されるだけでなく、人と人の信頼関係に根差しつつ当事者性を持ったみずみずしい関わりの場としての可能性が開けます。次章では、再び医療現場に戻って具体的な事例を手がかりに医療の本質に迫りたいと思います。

第六章　これからの医療のかたち

一九世紀以降、医療とは「病気を治すこと」とみなされ、「治す」うえで「正しい判断」が医療現場で可能であるという誤解が生じました。これが、現代医療を混乱させている原因だというのが本書の第一の主張です。

この混乱を解きほぐすために、「正しいと確信する判断」を医療現場に導入し、医療を「納得を確かめ合う言語ゲーム」の一類型として捉えることを前章で提案しました。

本章ではそれを受けて、これからの医療の具体像を示したいと思います。

1　医療における「確かめ合い」の具体像

「正しいと確信する判断」の底板は、「これが正しい」という直観体験です。この直観体験は自分の内面に問いかければ確認可能です。しかし、「これが正しい」と直観しても、実際は間違っていることはあります。そこで、この「これが正しい」という直観を、知識を利用して検証することになります。これが「直観検証型思考」です。いっぽう、自分の直観体験に都合よい事実や知見のみを重視することを「直観補強型思考」と表現しました（150頁）。

直観検証のプロセスは人との関わり合いのなかで展開するのですが、これは「納得を確かめ合う言語ゲーム」として捉えることができます。医療現場の具体的事例をみてみましょう。

(1) 確かめ合いによる納得の共有：online commentary

一一歳の少女が小児科クリニックを母親とともに受診します。月曜日の午後で、学校を休んでの受診です。母親によれば、少女は週末ずっと耳を痛がっていたそうです。この事例は、カリフォルニア大学ロサンゼルス校（UCLA）で医療社会学を研究するヘリテッジ教授らの論文（*Social Science & Medicine* 1999；49：1501-1517）に紹介されています。小児科クリニックでの日常的な診療を、ヘリテッジ教授は繊細かつ詳細に観察し非常に重要な結論を導き出しています。この観察データを、私なりに「納得を確かめ合う言語ゲーム」の観点から検討してみます。

小児科医は診察の前にまずは話を聞いて、発熱はなかったこと、喉は昨日から痛いこと、弟にも似た症状があったが今は問題ないことを聞き出します。母親が「細菌感染なので抗生剤の処方を希望している」ことも理解します。小児科医がいつの時点で母親の希望を理解したか、またいつの時点で「抗生剤は不要」と判断したかはヘリテッジ論文には明記されていませんが、これは診療の早い時点であったと思われます。

医師は患者が診察室に入ってきた時点から、患者の表情や態度など観察し広い意味での診察（観察）を始めています。症状や病状の深刻度合（重篤感の有無：患者が重篤である、という医師の直観の有無）の確認は、一般診療や救急診療を問わず早い時点で行います。ここで紹介したような事例では、母親と少女から話を聞いている段階で小児科医が、（この少女は）軽症であり、また「抗生剤は不要」だと直観したことは十分にあり得ることです。「抗生剤は不要」という直観は、小児科医に以後の診察において、相反する二つの課題をもたらします。

米国で小児科専門医を受診すれば、医療保険に加入していても数百ドル程度の出費を覚悟しなくてはなりません。また、母親は学校を休ませてまで子供を連れて受診しています。「抗生剤が必要」なほどの病気であるからこそ受診させたのだという母親の思いは理解できます。もし子供の病状が「抗生剤が不要」で特段の処置も不要な軽症であったとしても、母親の決断と行動が全く無駄であったという思いを母親にさせるのは避けるべきでしょう。日本語の表現なら、母親の面子も保つべきだということです。

同時に、不要な抗生剤は処方しないという、医学的な正当性を守ることも医師には求められます。この相矛盾する課題によるダブルバインドの状態から、小児科医は母親らと納得が共有できる状況に向け、「納得を確かめ合う言語ゲーム」としての診療を展開します。

小児科医が「抗生剤は不要」と直観しても、医学的知見による支持（確信成立の第二の条件）はいまだ存在しません。会話に引き続く患者の診察（視診、触診、聴診）は、小児科医自身の直観の検証作業（確信成立へのプロセス）であり、同時に小児科医は、このプロセスを母親と共有しようとします。その手段として、耳、喉、頸部、胸部の診察の都度、見て、触れて、聞いた、ことを言葉に出して語ります。

ヘリテッジ教授は、医師が診察中に知覚したことを言葉で語ることをonline commentary

と表現しています。医学用語として訳語はありませんが、ここでは「診察実況」と訳します。

この「診察実況」の特徴は、医師が診察で知覚したこと（知覚体験）を語る点にあります。この知覚体験は、医師の内面にのみ存在する内在です。診察結果の解釈や説明ではなく、あくまでも医師が知覚したこと（内在体験）を、その時、その場で言葉に出す（発語）ので、まさに実況（online）です。

「診察実況」をする小児科医は、つぶやくように言葉に出しており、誰かに、何かを教示するというような話し方ではありません。自分の内在体験をそのまま言葉にして、自分の直観を検証すると同時に、「診察実況」により患者やその母親と内在を共有する姿勢が特徴的です。自分の確信成立のプロセスを母親にも可視化することで、母親との納得を確かめ合おうとする姿勢です。

＊

実際の経過を追ってみましょう。小児科医はまず痛いという左耳に触れて、現在は痛みがないことを少女に確認します。そして、耳の中をのぞき込み、「液体の溜まりはみられないですね」と「診察実況」をして、感染を疑わせる事実なしという直観の検証をしています。右耳も見て「診察実況」し、次に喉を診ます。「さて、次は喉をみてみましょう。ア～。なさそう……（There's ～）」と言いかけて、直ぐに「喉に、腫れは見られないね（I don't really see）」と言い換えていることにヘリテッジ教授は注目します。

腫れのあり／なしという評価や判断の結果ではなく、内在としての自分自身の知覚体験（～は見られない）を、それが現れた時点で子供と母親にもわかるように配慮して声に出す姿勢がよく表れています。まさに知覚体験の実況であり、母親も小児科医が観察したこと（内在体験）を、共有できるような構成で診察は展開します。

そして、「喉の奥に、少し赤みは見られるけど、腫れは見られない」と診察所見のコメントをして、「細菌感染によると思われるものはなさそうですね」と解釈を挟み込みます。母親は、（感染でないなら）「じゃ、アレルギーとか？」と、当初の感染（だから抗生物質が必要）という考えに修正を加えています。

小児科医は、この母親の質問に答えていません。小児科医の「抗生物質は不要」という直観は、診察による事実の集積により確信成立の条件が順次満たされ得心されていきます。このプロセスは母親にも共有され、母親自身の〝感染ではない〟という思いが形成されはじめ、「じゃ、アレルギーとか？」という質問になっています。小児科医はこの母親の発語を無視しているようです。しかし、小児科医は未だ確信成立の第二の条件を集め、自分の直観体験を検証している最中であり、敢えてこれに答えない対応をとったのだと（私は）思います。診察は、耳、喉ときて、頸へと続きます。

頸に触れて、左側に少しリンパ節が触れるという「診察実況」をして、この所見も（細菌感染に結びつくものでなく）抗生物質は不要という当初の直観と矛盾しないと小児科医は判断します。

一連の診察により、小児科医には「抗生剤は不要」という当初の直観体験を支持する診察所見を得て確信成立の条件が整います。既に、この確信は母親にも受け止められ、母親も「抗生剤は不要」を十分に納得しています。この母親の納得は小児科医にも伝わり、小児科医自身もそれ（母親の納得）を納得して診察は終了しています。

小児科医は、「抗生剤は不要」という「正しいと確信する判断」を組み上げるプロセスを母親に対して可視化し、母親がこれを受け止め納得し、次に母親が納得したことを小児科医が受け止め納得するというように、診察は「納得を確かめ合う言語ゲーム」として展開しています。「診察実況」は、その背景にある診療に臨む姿勢こそが重要です。診療は医療者自身の確信成立のプロセスであると同時に、相手と納得を確かめ合い共有するプロセスだという意識が大事です。ヘリテッジ教授が取り上げたこの小児科医はこのような姿勢と意識をもって診療に臨んでおり、それは医療における「納得を確かめ合う言語ゲーム」の典型例だといえます。

しかし、つねに医師に確信が成立するわけではありません。また、確信が成立しないことが、医師の診療能力の低さを示すことにはなりません。一九六〇年代に、川崎病と診断されるべき病気を、猩紅熱として疑うことなく治療していた医師も多くいました。川崎富作医師は「何か変だ」と、猩紅熱と確信が持てないまま診療をしていました。当時、猩紅熱と診断を下せなかった川崎医師こそが、世界の最先端にいたということです。

確信成立の条件を欠く場合、直観体験なのか、医学的知見の支持を欠くのか、または両方とも欠くのか、このことは医師本人には明断判明にわかります。「わからない」ということが、その理由(確信成立の条件の欠けた部分)を含め言語化して捉えることができます。確信成立の条件が整わない場合には、これは正確に相手に伝えるべきです。次節では、その重要性を紹介します。

（２）確信を欠いたままの診療の展開

これは私自身の診療経験に基づいています。患者さんは五〇代の男性。自宅でくつろいでいたら急に喉の奥の不快感と痰がからむような感じがしたと思ったら、激しく咳き込んだとのこと。咳とともにでたのは、真っ赤な血でした。息苦しいというより、咳が激しく辛く、一一九番通報して病院に運ばれました。

血を吐いた場合、気管から出るのが喀血で、食道や胃から出るのを吐血と言います。病状は典型的な突然の喀血です。病院に着いた時点では、咳も喀血も治まっていました。前節で紹介した重篤感を、私は感じませんでした。しかし油断は禁物です。気管や気管支は、肺に空気を出し入れするダクトに相当します。二度目、三度目の喀血が起こることもあり、突然の大量の喀血は、血液で気管が塞がれ窒息の危険があります。

この患者さんの場合、肺への空気の出入りは保たれていました。血液検査でも特段の異常は見られず、胸部は通常のレントゲンに加えてＣＴ検査の指示をしました。いずれの検査でも、肺には特段の異常は見当たりませんでした。救急車で到着してから、ここまで患者さんには簡単な説明と検査の同意を得て一気に進んだ感じです。

ひと段落して立ち止まり、患者さんには急いで処置すべき病状や病変もないことを確認しました。喀血の事実はあるが救急処置は不要で、入院してもらい経過を診ることにしました。

翌日も喀血はありませんでした。こうなると救急診療というよりも、通常の内科の診療と変わりません。喀血の原因を特定する検査を計画的に実施して、結果を総合して診断を確定し、治療計画をたてることになります。

この時点で、私は特発性の喀血という印象（直観体験）を持っていました。特発性とは、「特段の理由なく症状を発した」という意味で、要するに原因不明ということです。しかし、原因不明の診断には、喀血の原因となる病気の否定が必要です。

まず検討すべきは肺がんと結核です。これらの病気だという直観はないのですが、肺がんや結核がないという医学的な証拠が必要です。そこで呼吸器科と相談し、気管支鏡検査を実施しました。予想通りがんを疑うような所見はありませんでした。さらに、呼吸器科医が気管から採取した粘液からはがん細胞は確認されませんでした。結核に関しては、同じサンプルの一部を結核菌の培養にまわして、残りは特殊な染色をして結核菌の有無を顕微鏡で確認する検査をしました。

一般の細菌は、色素で染色されたあとに塩酸アルコールですすぐと、色素がとれて脱色されます。しかし、結核菌など一部の菌は塩酸アルコールでは色素がとれないので、他の菌と区別することができます。酸でも脱色されない性質（抵抗性）から抗酸菌とよばれ、この種の細菌を検出する染色法を抗酸菌染色といいます。

気管支から採取したサンプルの抗酸菌染色の実施は、あくまでも念のためで、何も出ないことを予想し、結核菌の培養はさらに念には念を入れたものでした。予想通り陰性なら特発性だという確信成立の条件が揃ったとみなせます。

ところが、予想に反し気管からのサンプルに、ごく少数の抗酸菌が顕微鏡で確認されました。しかし、抗酸菌染色では結核菌とそれ以外の病原性のないタイプの菌との区別ができません。

厄介なものが見つかったというのが正直な感想でしたが、もしかしたら重大な病気がまだ潜んでいるかもしれません。

結核の場合、大抵はまず胸部レントゲンで肺結核を疑う所見を得て、これを踏まえて、どの程度の結核菌がいるかを調べるために気管粘液（喀痰）の抗酸菌染色を行います。今回は、結核を示唆する他の検査（レントゲン、CT、血液検査等々）には全く異常なく、また、私にも、呼吸器科医にも「結核だ」という直観はありません。喀血があったので、念のために調べたサンプルで抗酸菌が見つかったということです。この細菌は抗酸菌ですが結核菌かどうかは不明でした。

我々は、困惑しました。結核菌の培養には三〜六週間を要します。この間、どうするかです。一九九〇年代のことで、我が国では新たな結核患者の発生が増え社会問題にまでなった時期でした。現在では、喀痰から結核菌のDNAの断片を特殊な方法（PCR法）で検出することができます。検出感度は高いし、診療現場には数日で結果が返されます。しかし、当時はこの検査法はまだ実用化されていませんでした。

ある大学の名誉教授で、結核診療の第一人者にも意見を求めました。彼の五〇年を超える結核診療で、この患者さんのように結核を疑う所見が全くないのに、結核菌を気管から確認したのは、ほんの数例だったそうです。その一部の人たちはやがて結核となったが、全員ではありません。

我々は、まず今回の喀血は結核が原因ではないと判断しました。なぜなら、肺結核では肺に炎症がおこり、肺の組織が破壊され喀血します。このような肺組織が破壊された病変は全く確認されなかったからです。喀血は特発性だとして、これとは別に結核菌が気管内に存在したと考えるのが合理的です。だとすれば、早期に治療を行うほうがより高い有効性が期待できます。検出された抗酸菌染色が結核菌である証拠がありません。しかし、抗酸菌の検出は、既に結核菌が侵入している証拠かもしれない。

要するに、結核だという直観体験もなければ、喀痰で抗酸菌を検出はしたけど結核を示唆する医学的所見は他に全くありません。確信成立の条件は満たされていません。しかし、結核発症のリスクを重視し、結核の治療を始めるのが良いということで医師の間では意見が一致しました。

これまでの医療の説明では、この段階でわかりやすい説明を心がけ、患者の知る権利や自己決定権の確保が重要なことが強調されました。これは何ら変更をする必要はありませんが、現象学的発想を医療現場に持ち込むと、「納得を確かめ合う言語ゲーム」を意識することになります。

この事例では、確信が成立していないが「抗結核薬による治療が妥当」だと我々が判断していることが、患者さんに受け止められ納得されることの確認（同意か否かの確認ではない）を意識的に（医師が）行うことがまずもって必要です。

確信が成立していないのに、成立しているように装うのは論外としても、確信が成立していない場合でも、その理由を明晰判明に説明することが可能です。「正しいと確信する判断」を得ているか否かの問題ではなく、直観体験とこれを支持する普遍的知見を整理して、どれが存在し、何が欠けているのかわかりやすく整理しておくことが重要です。

＊

以下に、この事例での患者さんへの「説明と同意」に密着して、「納得を確かめ合う言語ゲーム」としての医療の実相を描出することを試みます。

この例では、まずは医師チームには、結核か否か、いずれもが確信成立の条件が満たされていないことを説明しました。その上で、抗酸菌染色陽性の結果を重視した我々の結論（抗結核薬による治療）を伝えました。確信はないのですが、自分たちの判断には、これがベストだという妥当性について得心しており、これも説明しました。

次に、患者さんとの会話を介してこの我々の判断が相手に十分伝わったということを、我々自身が納得しました。

患者さんから、「（治療開始を）宜しくお願いします」という返事を得て、これで終わったわけではありません。今度は、患者さん自身の治療への得心を、我々が納得する段階です。抗結核薬による副作用（例えば、難聴）を説明し、その評価のために事前の聴力検査を予定し、これらの説明も行いました。聴力検査にも同意をもらい、これらのやり取りから我々は、患者さんは抗結核薬による治療について十分に得心しているという我々の納得を得ることができました。

このように、「納得を確かめ合う言語ゲーム」は自分自身と相手の得心を起点に、互いに相手の得心を納得することにより、これを確かめ合うこととして展開します。この展開そのものが、手段であり目的でもあるコミュニケーション（言語ゲームそのもの）であるということです。医療は「納得を確かめ合う言語ゲーム」の一類型であり、これは得心と納得の二重構造をもって展開します。

＊この二重構造に関しては、竹田青嗣氏の『言語的思考へ』（径書房、二〇〇一年）におけるモデルから示唆を受けています。竹田氏の言う「発語主体の言語表象に対する信憑関係」が本書での得心に、「受語主体の発語主体への信憑関係」が本書での納得にあたると私は理解しています。

「納得を確かめ合う言語ゲーム」における（自分の）得心と（相手の得心を自分が）納得するという二重構造は、相手が自分と同じような存在であるという意識、すなわち、相手の存在価値へのお互いの承認が前提です。これを踏まえた「納得を確かめ合う言語ゲーム」の展開は、相互関係の深化により自己価値の他者承認の実感（相互承認）が充実する可能性があります。これが人々の絆の強化につながり、当事者性を維持する原動力にもなります。

＊

抗酸菌が検出された患者さんの話に戻ります。抗結核薬の治療が開始され、数週間後に培養結果がでました。結核菌ではなく、病原性がない抗酸菌でした。これで「結核だ」という確信は、直観体験もまた、客観的なデータ（CT、喀痰の顕微鏡検査、そして培養結果）のいずれもが、これを支持せず確信成立の条件は全く満たしません。裏を返せば、「結核ではない」という我々の直観体験は、客観的な検査データの支持を受け、確信成立の条件が満たされたということです。患者さんにその旨を伝え、患者さんの納得を十全に確認して、抗結核薬の治療は中止されました。

医療現場では、医療者が「正しいと確信する判断」を得られないことはしばしばあります。「正しいと確信する判断」の有無にかかわらず何がしかの判断が必要であり、これは患者と医療者の間での「納得を確かめ合う言語ゲーム」として展開すべきものです。ここで紹介した事例では医学的には、事後的ですが不要な治療を実施したのは事実です。しかし、時を巻き戻せば、妥当な判断であったと今でも思っています（現在なら結核治療実施前にPCR検査で診断確定が目指されます）。

医療は、むしろ「正しいと確信する判断」が成立しないときこそ、「納得を確かめ合う言語ゲーム」としての特徴がよりはっきりすると思います。

＊

この事例では、患者さんも経過に納得され、医療紛争のような事態に至ることはありませんでした。そうだとしても二一世紀の現在ならインシデント報告として病院の安全管理部門に提出すべき事例に含まれます。医療事故が起こったときの医療者の姿勢として「隠さない、ごまかさない、逃げない」という標語があります。この標語は日常の診療においてこそ活かされるべきだと思っています。「隠さない」とは、確信が成立しているのかいないのか、隠さない姿勢のこと。この姿勢は、「正しい判断」の不可能性の十全な自覚がなければ育ちません。「ごまかさない」とは確信成立の条件のどれが存在し、何が欠けているのかこれを曖昧にしないこと。そして、たとえ全くもって確信が見出せない状態でも、診療から「逃げない」こと、すなわち、当事者性を放棄しないことです。

診療から「逃げない」ことに関し、『徒然草』の第五三段（「これも仁和寺の法師」）に、興味深い話があります。これを紹介して、この節を終わりたいと思います。

仁和寺の法師が、宴会の余興で頭にかぶった釜が取れなくなりました。仲間も困り果てて医師のもとに行くと、「かかる事は文にも見えず、伝へたる教へもなし」（こんな事態への処置は医学書にも書かれていないし、教えられたこともない）と医師に言われてしまいます。こう言われた一行は、法師を連れて仁和寺へ戻り、「親しき者、老いたる母など、枕上に寄りいて泣き悲しめども」、釜をかぶったままの本人は「聞くらんとも覚えず」という有様でした。結局は、無理やり釜を引き抜き一件落着します。現代なら、病院ではなく消防か警察のお世話になるのかもしれませんが、鎌倉時代末期のこと、庶民が助けを求めるとしたら、まずは医師のもとに連れて行ったのでしょう。

兼好流のユーモラスな語り口ではありますが「教科書に書いてない」と医師の当事者性を欠く言葉への人々の落胆を通し、この医師に向かう兼好の批判的な眼差しを感じるのは私だけでしょうか。

川崎病は「教科書に書いていない」病気でした。この病気が社会の人たちに知られるには、医療者・医学研究者だけでなく、社会との幅広い関わりが必要でした。この社会的な広がりとしての「納得を確かめ合う言語ゲーム」へと議論を進めます。

（3）個別的な診療（「納得を確かめ合う言語ゲーム」）から社会的な合意形成へ

前二節でみたように診療の一つ一つが、関わる人たちの「納得を確かめ合う言語ゲーム」と捉えることができます。それぞれの診療で関与者たちに合意形成があるとして、これが集まれば社会的な合意へとつながり、社会の中の医療として捉えることができるでしょうか。本節ではこのことを考えてみます。

最初は、個別的事例において関与者の合意が存在しても、これが社会的合意としての医療へとつながらない事例です。

臓器移植の例

ある臓器の機能が止まり身体の不都合が生じたが、臓器移植によりこの不都合が是正できる人（患者）がいるとしましょう。一方、臓器の一部を提供することで金銭的代価を希望する人がいます。この他人同士が何らかの方策で接触して互いに納得して、臓器提供の手術とその移植手術の実施を合意したとしましょう。臓器を売る側と買う側の間には納得と合意が存在します。医師に相談したところ、その医師は両者の意向を確認し、これまた納得して手術を行うことにしたとしましょう。

我が国の「臓器の移植に関する法律」（略して、臓器移植法）では、これは明らかな臓器売買で刑事上の処罰の対象になります。臓器移植が医療の一分野として定着している国では、臓器売買を禁止する法律があります。臓器を売る人・買う人・移植手術する医師の三者に納得と合意が存在しても、これは社会的合意にはつながらず、社会の中で臓器売買は医療の一部に組み込まれていません。

なぜ、臓器売買は禁止されるのでしょうか。それはこの行いが、現代社会がその基礎に据えた近代の理念をその根底からむしばむ危険があるからです。近代の理念とは、人々が平等な立場で参加して社会共通のルールを定め、このルールを守ることを前提に自律した個人が社会を構成するというものでした。

この自律には個人の身体はもっとも大事なもので、その人だけでなく社会にとっても「体が資本」だということです。この資本（個人の身体）そのものを売買の対象とすることは、たとえ関係者の納得が存在しても、自律した個人の解体につながり、現代が受け継いだ近代社会の理念を崩す危険があります。

社会を成り立たせている自律した個人を、売買の対象とする市場経済原理の渦中に放り込んでしまう危険への直観が現代社会に共有されているから、臓器売買は多くの国で法律により禁止されている、というのが私の理解です。

個人が自律するとは、自分勝手に何をしても良いこと（恣意性）を容認することではありません。上記の三人（臓器を売る人・買う人・移植手術する医師）は、社会の成り立ちの根本的な部分を切り崩しており、これが彼らの合意が社会的合意へとはつながらない理由です。

これを利益という観点からみると、臓器売買では関与者それぞれの私益は相手の利益（他益）にはつながっています。しかし、それがその内にのみ留まっています。すなわち私益―他益が、社会をより良くするものとしての公益へと結びついていません。社会体制にかかわらず贈収賄が禁じられるのも、臓器売買と同じように私益―他益が公益につながらないからだと私は理解しています。

「キュアサルコーマ」の例

次に私益が他益から公益へとつながる例を示してみたいと思います。平滑筋肉腫《サルコーマ》という病気があります。筋肉の悪性腫瘍で、未だ治療が最も困難な病気の一つです。患者数は必ずしも多くはなく、平滑筋肉腫を専門とする医療機関や医師も限られています。治療法の開発には研究費を要しますが、患者数が少なければ製薬会社も（収益の面から）腰が重くなり、また公的研究資金もより患者数の多い病気に振り向けられることが多いのも事実です。

この状況の中で、二人の平滑筋肉腫の患者さんがこの病気のための特殊な治療法（標的遺伝子療法）を研究する医師を支援する「キュアサルコーマ」という活動を始めます。本節は、若い研究者の論文（岡田真一郎「難病患者の活動がもたらした支援の新しい可能性——肉腫の標的遺伝子療法を推進する会・キュアサルコーマを事例として」立教大学21世紀社会デザイン研究科、二〇一〇年）を参照しています。

Kiara（参照論文と同じ表記とします）は平滑筋肉腫と診断されます。「Kiaraは、徹底的なリサーチで自らの病気を治療する手段を見つけようとアメリカの肉腫患者の患者会に入会し、情報を収集」（前掲論文、一三頁）します。これはKiara自身の得心のための行動です。

Kiaraは「アメリカの肉腫患者会で期待されている肉腫の標的遺伝子療法が、開発元の日本国内においてほとんど評価されていない」（一三頁）ことを知ります。Kiaraはこの治療法の開発にたずさわっている医師のもとを訪ね、「臨床試験の目前まできているものの、対象となる平滑筋肉腫が希少疾患ゆえ研究資金獲得に苦労している事実」（一三頁）も知ります。

Kiaraと同じ病気を患うKyonが活動に加わり「あくまでも治療法を推進するための患者の会」（一四頁）として、この治療法の臨床試験の第一段階（第I相試験）を目指す「キュアサルコーマ」の活動を始めます。この活動の特徴は、治療法の研究者を支援し、できるかぎり短期間で治療法開発を達成し、会の解散を目指した点にあります。「「支援」の対象を内なる〝私たち〟ではなく、他者である治療法の研究者に定めた。自らを救うために他者を支援するという選択は、従来のセルフヘルプ・グループの分類にはない特徴である。（中略）自助目的でありながら他者を支援したこと、ここにキュアサルコーマならではの本質がこめられて」（一三頁）います。目的を達成したら活動を停止して会を解散することも明確に意識されています。

具体的な活動は、治療法の研究資金の確保を目指すことから始まります。しかし、「目的は資金をあつめることではなく、肉腫の標的遺伝子療法を推進するための資金を集めることにある。一見すると同じようなものに見える」のですが、「研究開発の妨げになるような活動はたとえ多額の資金を集める効果があったとしてもプラスには作用しない」。すなわち、研究者が「患者を利用して資金集めをしていると誤解される可能性」を避けるために、「研究者との距離感のコントロール」に細心の注意がはらわれています。「これは研究者の言われるままという意味ではなく、自分たちの命を救えるかもしれない希望「肉腫の標的遺伝子療法」を台無しにしないという患者主体の強い思い」（一五頁）に根差しています。このように「キュアサルコーマ」の活動は Kiara や Kyon らと研究者らの間で形成された合意を背景に、距離感を保ち展開する「納得を確かめ合う言語ゲーム」として捉えられます。

善意の輪が自然に広がるのを待つ余裕がない Kiara や Kyon らは、この合意を創意工夫により広げていきます。具体的には、ホームページによる情報発信やリストバンド（「キュアバンド」）販売による募金を展開します。しかし、このような民間の運動はしばしば「「国が研究助成をくれないから治療法が実現できない」と言った運動として誤解されやすい」（一八頁）ものです。国や行政批判が目的ではないので、マスコミへの対応ではこのような誤解を避けるために「国と対立しているわけではなく」、「国に応援してほしい」というスタンスが繰り返し強調されま

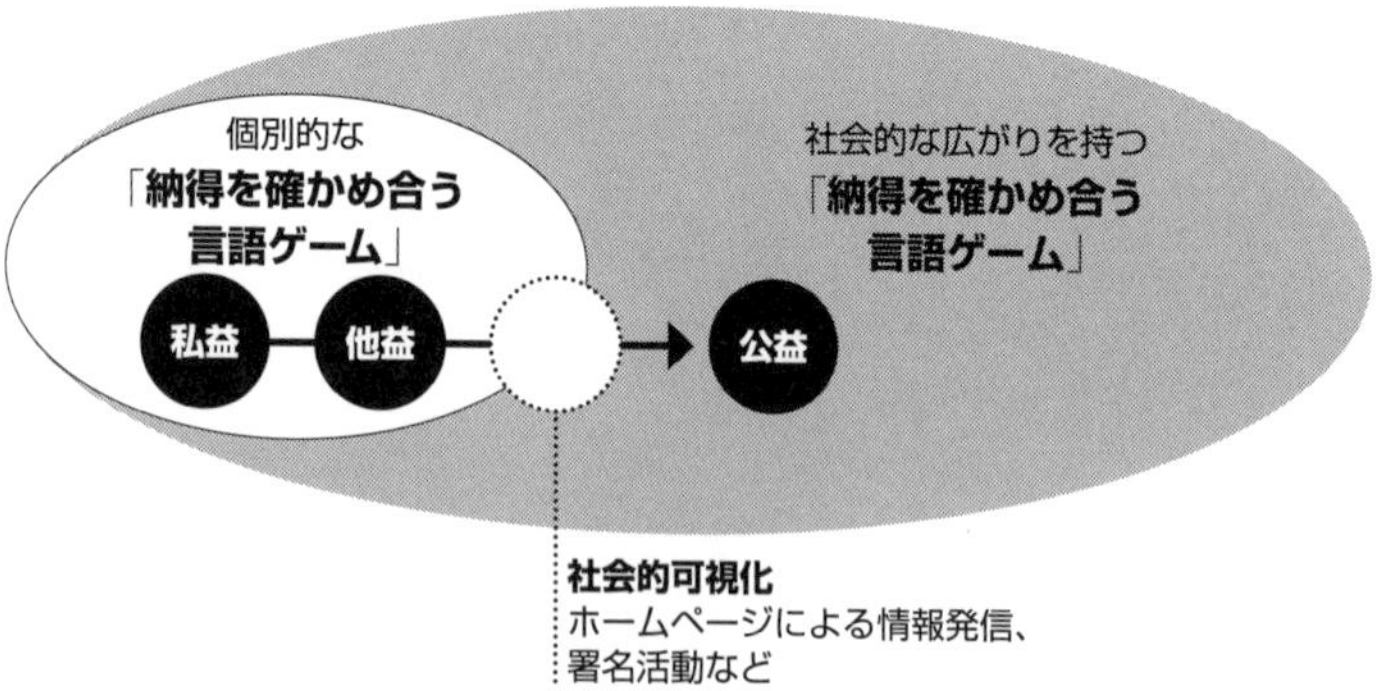

した。また、研究費を得るための署名活動も研究者主導ではなく、患者の自発的な活動であることに力点を置き開始時期や方法に工夫をこらし、二ヶ月で一〇万人を超える署名を得ることができました。この実績は支援の輪の広がりの反映であり、KiaraやKyonらの活動に対応した社会の合意形成の結果として捉えることができます。

「キュアサルコーマ」の活動自体を医療とはいえませんが、医療に関わる社会的な合意形成の一例です。すなわち、平滑筋肉腫の患者が自分の得心を求めて起こした活動が、支援を受ける研究者との「納得を確かめ合う言語ゲーム」につながっています。この段階では、支援者としての患者と支援を受ける研究者との間の個別的な「納得を確かめ合う言語ゲーム」なのですが、それが一〇万人を超える署名に象徴される、より大きな社会的広がりのある合意形成にもつながっています。

この広がりを支えたのは、創意工夫に富んだ当事者の社会への働きかけです。もちろん、マスコミも大きな役割を担っていますが、関与者の私益―他益の関わりが、社会に開かれ可視化されていることが公益へとつながる大きな要素です。この可視化とは、単なる公開や情報伝達ではなく、眼差しを向けることで当事者としての関わりを誘う契機がそこに存在することが重要です。

例えば、署名する人は、納得して署名しその意思を表示することで、当事者としての意識が芽生えます。すなわち、ホームページでの情報発信だけでなく、グッズ販売や署名活動という具体的活動を介して、「納得を確かめ合う言語ゲーム」に当事者として参加する人の輪を広げていった点にこそ注目すべきだということです。

ホームページでの情報発信や署名活動は多くの実践例があります。その中で、社会的な合意形成へとつながる事例では、私益―他益―公益という基本軸にそって当事者として「納得を確かめ合う言語ゲーム」に参加する人の輪を広げる姿勢が存在すると私は考えています。一つ一つの診療の集まりが社会の中で医療として成立するには、社会的な可視化を契機とする「納得を確かめ合う言語ゲーム」としての広がりが必要であるということです。

言語ゲームの継続性

ケサリードの時代とは異なり二一世紀では、公衆の面前で診療はしません。患者のプライバシーへの配慮の重要性は増しています。患者でも医療者でも個人情報の取り扱いへの十全な配慮が必要です。これからの医療では、私益―他益から公益へとつながっているという実感が、患者はもちろんのこと医療現場の全ての関与者にとって、より重みをましていくと思います。このことは個別的な診療が社会的広がりをもった「納得を確かめ合う言語ゲーム」へとつながることと表裏一体です。

「納得を確かめ合う言語ゲーム」として、その三つ目の特徴である自己価値の他者承認の実感を保ちつつ社会的な広がりを持つのであれば、そこには恥ずかしさや誇りが存在し、人の営みとしての瑞々しさが存在するはずです。しかし、このことは本書ではこれ以上の深入りはせず、「キュアサルコーマ」の活動に織り込まれている医療の社会性に関わる別の議論へと進むことにします。

それは、目的を達成すれば解消されるという前提です。「キュアサルコーマ」の目的は平滑筋肉腫の新たな治療法の開発です。これが成し遂げられれば活動を停止することが活動の前提に組み込まれています。「キュアサルコーマ」の活動を立ち上げた二人の方はその解散の時を迎えることなく、病により他界されました。それでも、活動は解散（＝平滑筋肉腫の治療法の開発）という目的を目指して継承されています。

社会を見渡せば、医療に限らず人々の目的を持った活動の多くが、目的が達せられればそのチームは解散します。人々の結びつきは、出来てはほどけ、ほどけては出来るということです。これを世の無常と解釈するよりも、いろんな場面で、人たちの関わりが結ばれては解け、解けては新たな絆が生まれていると私は解釈しています。期待以上のこともあるし、上手くいかないこともありますが、そこに自己価値の他者承認の実感とともに、誇らしさや時に恥ずかしさも感じられているはずです。そして、その時々でルールが人々により改変され、その装いは変わっても、言語ゲームとして継続性が維持されています。

サッカー、ラグビー、テニス、スキーなど、団体・個人の別を問わずスポーツ競技がルールの変遷があっても続いている事実は、このような「ゲーム」という性格を持っているからでしょう。ヴィトゲンシュタインという哲学者は人々の社会的な営みを、言葉を介して変化しつつ、離合集散を繰り返しながら継続する関わり合いのプロセスとして捉えたから「言語ゲーム」という用語を採用したのだと私は思っています。この継続性は、「納得を確かめ合う言語ゲーム」としての医療の本質にも組み込まれています。

＊

一つ一つの診療の集まりとしての医療は、社会的広がりを持った「納得を確かめ合う言語ゲーム」として社会の中で捉えられるべきものですが、この言語ゲームへの参加者をどのように増やしてゆくのか、この課題は医療に限ることではなく二一世紀の社会の大きな課題になると思います。

次節では、再び救急医療の現場に戻り「看取り」ということから、医療の今後の在り様を探ってみたいと思います。

(4) 最期の診察

私は三〇年以上の救急医療の現場での勤務で、千数百名にもおよぶ突然の心停止の患者さんの診療に直接関わってきました。長患いを経ての最期という場合もありますが、健康だと思っていた人が何の前触れもなく突然、心停止となることがあります。加えて、労災事故や交通事故で先ほどまで元気だった人が一瞬にして喪われることもありました。

「看取り」という言葉は、臨終に付き合うことを意味します。この言葉からは、がんや慢性の深刻な病気の長い闘病を経て、家族や親しい人に見守られ亡くなる場面をイメージされる方も多いと思います。予期しない突然の死を「看取る」ことはあまり議論されていません。突然の発病や受傷により救急車で病院に運ばれ、蘇生術にも全く反応なく亡くなるような場合、「看取る」という言葉自体がそぐわない印象を与えます。

このような患者さんの看取りとは、どのようなものなのでしょうか。家族や近親者は、死を予想しておらず、突然でかつ衝撃的事態です。そして、医師や看護師と家族や関係者は初対面なことがほとんどです。

救急医の側からみてみましょう。救急車到着の前に消防指令センターより救急現場から搬送経過中の対応（病院前救護）の概要の連絡があります。来院すれば救急医は、反射的にという表現が良いと思いますが、救命処置を開始します。突然の心停止のような最重症例で、「（救命は）大変だ」という直観が現れたとします。やがて「（救命は）無理だ」という直観へと変わっても、「救命の可能性はほんとうにないのか」という観点から、検査データやレントゲン所見の確認が行われます。これが直観検証型の姿勢で、この状況ではいまだ心臓マッサージが行われています。「救命は不可能だ」という直観体験と、これを支持するデータが揃うとき、救命を続ける理由を見出すことができなくなります。このようなプロセスを経て、看取りへ向かうべきだという確信成立の条件が医師に整います。

家族があまりにも遠方の場合、家族の到着を待たずに死亡と判断することもあります。しかし、家族が病院に向かっている場合、その到着を持つこともあります。プロローグの「私」が「僕」の死亡を確認したときのことを思い出してください。この場合の死亡の判断とは、医学的な死の確認であり、同時に法的な死亡時刻の確定でもあります。医師が死亡時刻を確定しないかぎり、人は死ぬことができません。死亡時刻の確定は、医師に与えられた権限であると同時に、その人の人生に終止符を書き記すという極めて重い使命です。

医療は病気を治すこと、という定義にこだわれば患者の死は、医療者には敗北以外の意味を持ちえません。しかし、医療は「病気を治すこと」だという呪縛が解けると、人が生き抜いた人生に最期の終止符を記すことは、医療者にとって重要な意味を持ちます。

がんや慢性疾患の患者さんの看取りは、身近な人たちと、そして見知った医療者によることを目指すなら、予期しない突然の死はそもそも見知った医療者がそこにはいません。医学的な死亡時刻の確定だけでなく、突然の死を看取ることを、具体的な事例を紹介しながら考えたいと思います。

＊

典型的な突然死の事例です。親が突然に倒れ、家族が一一九番通報で救急車を要請しました。救急隊が到着したときは、心停止状態で心肺蘇生を実施しながら、救命救急センターに搬送されました。病院に到着すると、患者さんは救命救急センターのER（救急治療室）に運び込まれ、家族はERとは別の待合室に案内されました。現場から病院到着までの救急救命士の救命処置を引き継ぎ、ERでは二〇分ほど医師と看護師による救命治療が行われました。この経過の中で、先ほど述べたようなプロセスを経て医師に治療を断念する確信が成立します。

＊

医師は家族が待つ待合室に向かいます。待合室の家族の前に医師が現れます、両者は初対面です。医師は自己紹介し、また、相手が患者さんの家族であることを確認します。そして「救急隊が到着したときは、心拍が停止した状態で」と、家族にとってはこの非日常的な事態に、第三者（救急隊員）が登場した場面から物語の共有が始まります。

医師は救急隊員が「心臓マッサージとか行って搬送を始め、こちらに来たときも、やはり心臓が動いていない、こんすい、意識のない状態だったですね」と短いが凝縮した時間を辿ります。家族は「はい」と頷きつつ慌しく一気に経過した時を反芻します。

病院到着後に、家族が患者さんと別れた後のことへと医師の語りは続きます。「で、出来る限りの蘇生術を行ったのですけども、心臓は全く反応がない状態で」と悲劇的な結末が暗示されます。「これ以上、蘇生を続けることは体をさらに傷つけることにもなります」と救命の不可能性も伝えられます。家族と医師の初対面の時点から、ここまではほんの一〜二分の出来事です。「そこで、最期の診察をしたいので、一緒に来ていただけますか？」と医師は申し出ます。

患者さんの家族は、「えっ、診察」と言葉を発しています。後日の聞き取り調査でも、「自分には診察などできないとは感じた」と述べられています。戸惑いながらも、医師と共にＥＲに向かいます。

＊

家族と対面した救急医は、救急隊からの伝聞内容の確認というよりも、隊員が現れた場面から語ることを始め、家族と医師の物語に齟齬がないことを確認しつつ、物語の共有への配慮があります。

救急医としての私自身の過去を振り返ると、確かに「救急車が到着して、直ぐに救出されましたね」とか、「救急隊員が来たときには、既に患者さんの意識はなかったですね」と、我々が救急隊員から報告を受けた場面から語りはじめ、病院に来るまでの家族や関係者が経験したことを確認しつつ、物語ることをしていたことに気付きました。

その後に、ERでの処置や経過を物語るように伝えています。非日常的で過酷な体験を物語として共有しつつ、緊急手術の必要性や、死の確認など、その先の物語の展開を共有するような姿勢で家族や関係者に話しているということです。

ヘリテッジ教授が言う「診察実況」online commentary は、医師の確信成立の過程を、診察による知覚体験（内在）を言葉に出すことで患者家族と共有しようとする姿勢の反映でした。日本の救急医の家族や関係者への最初の接触には、救急事態の発生を起点とする物語の共有への配慮が観察されました。

突然の心停止に遭遇した人は「頭の中が真っ白になった」という感想を述べられることがしばしばあります。これは記憶を失うわけではありません。白血病と告げられたAさんは、断片的な言葉と場面が「なぜ私に、こんなこと」という心情の大きな起伏の中に乱雑に散らかっている状況を体験しました（46頁）。

これは突然の非日常的な事態が、これまでの経緯と今（過去と現在）のつながり、そして今からこの先への見通し（現在から未来）を破断させ、出来事が一連のつながりある経過として把握できずに、バラバラに断片化される体験だと私は理解しています。時間性の喪失といっても良いでしょう。

突然の心停止のような事態で、救急医が第三者からの事実として確認できるのは、救急隊員の情報です。救急医は、救急隊員が現場に到着し活動を始めるときを始発点として、家族・関係者とのストーリー展開の共有を図っています。これは、家族・関係者にとっては、非日常的な混乱を脱し時間性を再構築することの手助けになるかもしれません。

＊

この事例では、引き続き病院に到着してからのことが、一連の過程として示され、暗い結果が暗示されます。そして「最期の診察を一緒にしましょう」という、言葉につながっています。「最期の診察」は医学用語でもないし、どの程度一般化しているのか調査もありません。突然死の患者さんの診療に関わる救急医以外には使わない言葉だと思います。

この申し出に家族は「自分には診察などできない」という印象を持たれましたが、当然のことだと思います。しかし、これは救急医からみれば救命のための医療ではなく、看取りの医療へと切り替わっていることの表明であり、患者さんの家族に共に看取りに向かうことをいざなう言葉となっています。すなわち、この言葉以降、明確に看取りへと物語は変奏され、その共有が目指されています。

救急隊登場による物語の始まりから看取りの物語への変奏までが、一～二分の極めて短い時間で物語られています。物語がほんとうに共有されていたのか、今後も調査が必要であるし、また、それが遺された人にどのような意味を持つのかも今後の課題でしょう。しかし、突然死でも死亡の宣告と時刻の確定だけでなく、物語として展開する看取りが存在し、この看取りへと家族・関係者をいざなう言葉が存在することは、これまで調査の対象にもなっていません。

看取りを、遺される人たちが死にゆく人に別れを告げることへの納得のプロセスだとすれば、人生の終止符を記すことへの確信と、その納得が医療者だけでなく、看取る人たちにも共有されていなければなりません。だとすれば、そこには「納得を確かめ合う言語ゲーム」が展開されるはずです。確信とこれに裏付けされた納得の共有ということで、今回紹介した事例の展開は、ヘリテッジ教授の「診察実況」online commentary とその根っこの部分で通じると私は理解しています。

＊

この事例では、医師が家族と話している間に、ＥＲでは研修医を含む医師二名と看護師一名がいました。この場にいた医療者全員が、すでに蘇生術ではなく看取りへとその場が遷っていることを了解しています。

患者さんの人工呼吸器は作動して胸には呼吸運動はあります。心臓マッサージを中止して様子をみていますが、心電図は平らで動く気配はありません。そのとき看護師が、首元から足までかけられたブランケットから、左手だけをそっと出します。このような些細な対応は特に医師の指示があるわけではなく、ＥＲにいた他の人たちも気付かないさりげなさです。

家族とともにＥＲに入った救急医は患者さんの左側に家族と並んで立ち、「最期の診察をします」と家族の方に向きを変え伝えます。この時、家族は頷きそっとブランケットからでた患者さんの手を握ります。

目に光を入れても瞳孔が反応しないことの確認から始まり、人工呼吸器を外し呼吸音と心音が聞こえないことを聴診器で確認しています。これらはまさに直観の「最期」の検証ということです。家族にはこの医学的な意味の理解は困難かもしれませんが、しかし、患者さんの左手を握りながら、この時と場を救急医とともに共有していることは実感されていました。

医師が最期の診察を終えると、患者さんに一礼をして、家族の側に向き直り、「ご臨終です。時刻は〇〇〇」と告げます。家族は「ありがとうございました」と医師に向かって頭を下げられました。

この家族の感謝の表明を救急医はどのように受け止めればよいのでしょうか。死という最悪の事態に、なぜ謝意が表明されるのでしょうか。

私は、家族の方が肉親の人生の終止符を医師とともに書き記すことができた、そのことへの謝意だと理解しました。これは私にとっては大きな発見でした。

＊

この発見は、科学技術振興機構・社会技術研究開発センター（ＪＳＴ・ＲＩＳＴＥＸ）から委託された研究成果の一つです。この研究プロジェクトでは先端的な工学技術と社会学の会話分析の手法を合わせて、救命処置の実相を浮かび上がらせることを目標にしました。この研究で、救命処置の教育システムに資するデータを得ることはできましたが、救命救急医療の質の向上にどれだけ役立つのか私には不安もありました。

しかし、これは私自身が医療は「病気を治すこと」という二〇世紀の定義に囚われていた証拠だと今では思っています。我が国で最重症例の患者さんの診療を担う救命救急センターの死亡率は未だ高い状況にあります。もちろん、救命率を上げることが我々の最大の使命であることは十分に承知したうえで、助けることが困難な人への医療の質はどのようにしたら向上できるのか、それが十分に私自身の中で消化されていなかったということです。

救急医学の分野で、突然の心停止例で救命不可能と確信される救急事例の看取りの医療、特にその質についての議論はこれまで私自身は聞いたことがありません。今後、我が国は超高齢化社会を迎えます。自分の人生の終止符をいかに書き記すかを考えることは、がんや慢性疾患だけでなく突然死を含め、社会にとっても非常に大事なことであると思います。

救命不可能と確信する人への救急医療の質の向上は、死にゆく人の人生に終止符を書き記すという「納得を確かめ合う言語ゲーム」の成立に大きく依存すると今は確信しています。

2 これからの医療

本書ではこれまで、私自身の医療の定義を書きませんでした。以前、学会機関誌に「医療とは、人がより良き人生を目指すために健康という側面から支援を行うこと」（行岡哲男「救急医療における組織・臓器提供――その原理的思索の試み」『日本救急医学会雑誌』二〇〇六年、一七巻、二四七～二五五頁）と定義を試みました。本書でもこれを修正・変更する必要はないと思っています。

「より良き人生を目指す」には、前節で述べたように人生の終止符を自分が思うように書き記すことも非常に重要であると思います。「支援を行うこと」は、医療者から患者への一方向の流れではなく、「キュアサルコーマ」の活動のように一つの輪としてつながっています。

医療現場では、患者や家族・関係者だけでなく、医師を含む医療者の誰にも「正しい判断」を得ることはできません。しかし、「正しいと確信する判断」を目指すことが可能であり、この事実が人の希望につながります。そして医療を「納得を確かめ合う言語ゲーム」の一類型と捉え、この礎の上にこれからの医療が成り立つということが、本書で皆さんに伝えたかったことです。

本書では、病気に焦点を当てたので、健康に関しては十分な議論をしませんでしたが、これは別の機会にしたいと思っています。

＊

本書は、死に関わる話題が多すぎるという印象があるかもしれません。私自身が救急医として、あまりにも多くの人の死に立ち会ったためかもしれません。そのうちどれだけの人を看取ることができたのか、不安がありますが、本書を書き進める勇気はこれらの人たちの死を無駄にしたくないという思いに突き動かされたのは事実です。

現代医療は、これまで不治の病としてきたものを克服しつつあり、明るい話題を提供すべきという意見もあるでしょう。しかし、もし本書の死に関わる話題が暗さを伴わないのであれば、医療とは「病気を治すこと」ではなく、より良き人生を目指すための支援としての「納得を確かめ合う言語ゲーム」であることに、少しは納得いただけるのではないかと思っています。

医療の根本問題とは、医療現場で「正しい判断」が可能であるという誤解です。この誤解を解くことなしには、医療の諸問題はその解決の糸口を見出せません。本書では、現象学と言語ゲームを手がかりに哲学することにより、医療の根本問題を解くことを試みました。

人には「正しい判断」が可能であるという誤解は、医療に限らず現代社会のあらゆる場面で見出すことができます。本書がそれぞれの「根本問題」を解くことの手がかりとなることを期待していますす。

＊

さて、医療を哲学するこの冒険も終わりに近づきました。最後にプロローグの「私」の物語の続きをご紹介したいと思います。

エピローグ　「私」の確信

「たらい回し」の報道以後も「私」は、淡々と業務を続けていた。「私」自身がこの世の中でどのような存在なのか、医療者としての自分をどう評価すべきか、それがわからなくなっていた。「自己価値の他者承認」がすっぽり抜け落ち、恥ずかしくも誇らしくもない、そんな日々を過ごしていたように思う。しかし、同じ職場に残っていたのは、自分を引き止める何かがそこにあったからである。

銃暴発による「僕」の損傷は現代の医学・医療の救命限界線を超えていた。しかし、救命できなかったのは、本当に悔しい。「僕」は死の間際に、より良く生きたいと願った。その願いを「私」に伝え、これを「私」が受け止めたことは確かであり、我々は全力を尽くした。しかし、その直後に「僕」の人生の終止符をしるしたのは「私」である。「僕」が一生懸命生きたこと、そしてもっと生きようと願ったことが「私」の身体に記憶として存在し、これが「私」を救命救急センターにつなぎ留めているように感じている。一瞬という表現が適切なほどに短い時間だったけど、患者と医療者というよりも、人と人としてお互いの確信をしっかりと確かめ合ったその記憶が残っているということだ。

＊

そんなある日、「僕」と同じ時に亡くなった医師・「彼」の家族、あの姉妹から「お話がしたい」と「私」に連絡があった。あの時、姉妹に対応したのは後輩の八年目の救急医で、これまで「私」はこの姉妹と話をすることはなかった。救命救急センター長である「私」が指名され「クレームか」と少し身構えるような気分になった。

土曜日の午後、応接室に入る柔らかな日差しの中での面談は、そんな気分を感じていた自分を恥ずかしく思う雰囲気で始まった。

妹から「私が一一九番したことで、大変ご迷惑をおかけしました」と切り出された。「一一九番されたのは全く問題ありません。誰かに迷惑をかけたようなことはありませんよ」

「でも……」

「おそらく、突然の不整脈で心室細動を起こされたのだと思います。少なくともがん死ではありません。一一九番通報はこのような急変のためにあるのですから」

「そうおっしゃって頂くと少し気が休まります」

姉が口を開いた。「実は、あの日、妹が見つけられなかった書類、例の延命処置をお断りする書類ですが、私が持って外出していました」。

「えっ。そうだったのですか」

「妹に言っておけば良かったのですが、まさかあんなことになるとは思ってもみなかったので。最近は駅や美術館でも電気ショックの器械が置いてあり、誰でも使えるそうですね」

「はい、AEDと言います」

「そうそう、そのAED。「彼」は言いました。もし、自分が街に出て突然の心臓発作で倒れたらどうだろうかと。私が一緒に居て〝がん末期ですから、救命処置は不要です〟と言っても周りの人も〝はい、そうですか〟と言えないと思います。それにAEDでうまく処置されれば、その日の内に元に戻ることもあるそうですね」

「はい。あります。電気ショックの直後に血圧も意識も元に戻ることもあります」

「『彼』は、〝早く死ぬために家に戻ったのではない〟、〝自然な形で死にたい〟が口癖でした。残りを精一杯生きたいというのが願いでした。だから、がん末期の延命処置はお断りしたいということでした。でも、例えば、街で急に倒れたら然るべく処置を受けたい、それでダメならそれが自然であると思う、とも言いました。がん末期の望みのない延命処置はお断りするが、可能性にかける救命処置を拒否するつもりはない。もちろん、その救命処置が無効なこともあるが、それを自然な結果として受け止めて欲しい、と言いました。

あの日、書類を修正するために「彼」に頼まれ私が弁護士さんに相談に行ったんです。まさか、その間にあんなことになるとは思いませんでした。これは、妹にも言ってなかったのですが、亡くなった直後に「彼」の耳元で言ったんです。〝あなたの望み通りで良かったわね。でも、救急の人たち大変だったみたいよ〟って。

急変したけど、皆さんが精一杯救命の努力をしてくださって、あれが「彼」の寿命だったのだと思います。「彼」が望んだ自然な死だったと私は思います。良い人生だったと思います。私も「彼」も先生方に心から感謝しています」

＊

複雑な気持ちだった。今は亡き「彼」と「私」の確信が確かめ合われたことが実感できた。

自分の医療者としての価値が、今は亡き「彼」によっても承認されていることの実感でもある。「僕」と同じだと感じた。

死者による「自己価値の他者承認」を実感するとは、「私」が倒錯しているのだろうか。

そうではないと思う。「自己価値の他者承認」が、家族、恋人、親友や、同僚、患者だけでなく、死者さえも加わることが可能なことが実感された。彼らは今も、この医療現場を承認してくれている。そうであるなら、生きている人たちによる他者承認もこの医療の現場から積み上げることが可能なはずである。可能性という希望がある。

「私」は、このことを見失っていたのだと思う。この現場に腰をすえ互いの確信を確かめ合うことによってのみ、我々は「自己価値の他者承認」を実感することができるはずである。「私」はこのことを亡き「彼」や「僕」から教えられた。

*

医療現場に困惑と混乱があることは事実であり、今後も大波小波に患者も医療者も翻弄され、行く先には不透明さと不安があるのは事実である。何が自然な死か、「私」には未だわからない。しかし、医療現場で、医療者であれ患者であれ、互いの納得を確かめ合うその姿勢が存在すれば、我々は必ず光を見出すはずである。この光が医療界を明るくするだけでなく、二一世紀の社会を広く照らしてくれると思う。

ともかく「私」は救命救急センターを辞めないとそう心に決めた。

あとがき

本書の執筆には二〇年以上の月日がかかりました。あとがきとして、この本にたどり着くまでの私の思索の紆余曲折を少しご紹介しておきたいと思います。

一〇~二〇代の私は読書とは無縁で、哲学書の類は手に取ったこともありませんでした。医師となった頃は救急医や外傷医という言葉もなく、しばらくして自分が目指していることがよくわからなくなっていました。言わばアイデンティティ・クライシスのような状態で、医師としての自分探しが始まったのだと思います。

三〇歳を過ぎる頃には思いつくまま医学以外の本を読みはじめ、やがて疑問は医学・医療一般へと広がっていきました。

三〇代（一九八〇年代）後半には、救急医学が遅れた理由は、本文の説明のように要素還元主義との相性の悪さだということまでは理解できました。当時は、この問題の解決にはデカルトを超える必要があると考えていました。二〇世紀の思想界は、デカルト批判が主流で「デカルトなんかいらない」というようなキャッチコピーまであります。当時の私も、デカルトの洞察の深さを全く理解していませんでした。二〇世紀にデカルト批判で名をはせた思想家でデカルトを超えるどころか、その足元にたどり着けた人はほとんどいないと今では思っています。

四〇代（一九九〇年代）のはじめには、士官学校の教本を調べていました。旧陸軍の作戦用務令や米国陸軍の Field Manual や統合参謀本部マニュアルといったものです。医療とは対極の人間的行為を、人はどのように組み立てているか知りたかったからです。これらの教本は、情報収集－計画立案－可能な限り確実な状況での発令（戦闘開始）と、その基本的発想は驚くほど共通していました。要するに「確実な状況下での意思決定」が基本です。偶然に敵と遭遇し、突然戦闘が始まるのは不期遭遇戦と言われます。不期遭遇戦は本来的ではなく、避けるべきものという発想が読み取れます。そして敵と遭遇すれば、必要かつ十分な対応を迅速に行う、といった内容のことしか書かれていません。これらの教本は、役には立ちませんでした。

救急医療の現場にはその身近に、不期遭遇戦を常とする人たちがいます。それは消防士たちです。いつ、どこで、どんな火災や事故が起こるという情報は事前にはありません。出火報で出動しますが、現場の指揮者は常に「不確実な状況下での意思決定」が迫られます。東京消防庁には「消防戦術」という消防教本があります。火消しと呼ばれた江戸時代からの伝統と、近代消防の知識の蓄積に裏付けられた「消防戦術」の記述は大いに参考になりました。しかし、この記述の一段下の認識原理の層へと掘り下げることが、「不確実な状況下での意思決定」の本質を読み解くうえで必要であるとも感じていました。しかし、これはとても固い岩盤でその下に掘り下げることは困難を極め、私は途方に暮れるような日々でした。

その頃（一九九〇年代中頃）、社会学の山崎敬一先生（現・埼玉大学名誉教授）、教育学・認知科学の佐伯胖先生（現・東京大学・青山学院大学名誉教授）に知己を得ることができました。佐伯先生と山崎先生らの合宿勉強会にも参加して、エスノメソドロジーという社会学的研究手法や、状況論的認知や状況論的教育論の栄養をたっぷりとることができました。

状況論的認知では、例えば、ＡＥＤ（自動体外式除細動器）を知っているかどうかは、〇×の試験や論文記述試験さらに口頭試問でも評価できないと考えます。コンピュータ内蔵の訓練用（シミュレーション）人形による実技でも評価はできません。実際に駅や百貨店の通路で、野次馬が多くいる状況で使えて初めて〝知っている〟ということになります。要するに知識は頭の中で考えたり、計算したりして得られるものではなく、実際の現場での活動によってこそ初めて知識が知識として現れるという考え方です。

状況論的認知は哲学者としてのマルクスの発想の延長線上にあるとされます。マルクスは、正義や真理は頭の中であれこれ考えること（これが観念論）はダメであり、社会の中にこそ正義や真理は存在すると考えました。これがマルクスの観念論批判のエッセンスです。おおざっぱな概略的説明ですが、状況論的認知も、頭の中で考えたり計算したりすることを重要視しない点から、観念論批判を原点としているということです。しかし、では状況とは何かという説明が必要になりますが、これが良くわかりません。

一九九〇年代（四〇代）後半に、ハイデッガーの『存在と時間』を読み、初めて哲学書が面白いと感じました。『存在と時間』は難解な哲学書とされます。ハイデッガー独特の用語の使い方があり、哲学の知識があればあるほど（ドイツ語で書かれた本ですが）ドイツ語訳が要るとまで言われています。しかし、ハンマーを手に持って釘を打つ時の記述などは、外科医を含む手に道具を持って仕事をする人たちには、身近なこととして現実感を持って読めると思います。救急医として、自分の現場で起こることを想像しながら『存在と時間』を読んでいました。

状況論的認知の「状況」とは、ハイデッガーの「世界・内・存在」の「世界」と理解するほうがすっきりすると考えるようになりました。状況論的認知と現象学（ハイデッガーの「世界・

内・存在」）に関わる論文を看護学雑誌に書きました。その執筆過程で、竹田青嗣さんにいきなり面会をお願い、というよりも押しかけたところ、いろいろと丁寧に教えて頂きました。この頃から現象学に関わる本をあれこれと読みはじめました。その頃に「消防戦術」を読み返してみたら、火災現場で指揮する大隊長にとって「正しいと確信する判断」や、確信成立の条件の確認のことはきっと参考になると思いました。

一九九〇年代後半から、竹田さん・橋爪大三郎さんらの読書会にも参加させてもらいました。それ以前から言語ゲームという言葉は聞いてはいましたが、ソシュールという言語学者の考え方に重ねることで、ヴィトゲンシュタインの言語ゲームの理解は深まりました。それでも、言語ゲームがとりあえず身に付いたという感覚を得るのに一〇年かかりました。

フッサールの現象学的還元はデカルトの方法論的懐疑とつながっています。デカルトは、内在と超越の違いや、内在の明証性（これらの言葉を使ってはいませんが）をその著作にしっかりと書き込んでいます。これらがわかったのも本書の原稿をまとめあげる頃です。本書の執筆に二〇年以上を要したのは、このような紆余曲折のためです。

「正しい判断」から「正しいと確信する判断」への転換が言語ゲームとつながるという発想は、社会の広い分野で利用可能だと思っています。本文でも司法・教育・防災との関わりは少し触れ、このあとがきでは「不期遭遇戦」にも触れました。さらに組織運営・経営と言われる分野でも応用可能でしょう。「正しい判断」（＝正解）としての将来計画や経営方針ではなく、「正しいと確信する判断」に基づく妥当な計画・方針です。先行き不透明な現代、確信成立の条件が整うことは難しいかもしれません。しかし、確信が成立しなくとも、その欠損部分は明晰判明に取り出すことができます。どの条件を欠いているかが、組織のステークホルダーにより共有されることが、フォロワーズシップとリーダーシップのいずれをも強化し組織にみずみずしい活性を育む要素になると思っています。

本書は医療に焦点をあてていますが、二一世紀の社会を考える手がかりにして頂ければ、とても嬉しく思います。もし本書にそのような骨太さがあるとすれば、これは二人の「哲学すること」の達人のおかげです。

竹田青嗣さんには、本書の草稿段階から何度もコメントを頂くだけでなく、常に励ましも頂きました。西研さんには、本書執筆のための「納得を確かめ合う言語ゲーム」に終始お付き合い頂きました。私の哲学に関わる誤解や間違いを取り出し修正するという、丁寧で細かいご指導も頂きました。西研さんとのこの言語ゲームがなければ、本書が世に出る可能性は全くなかったと思っています。河出書房新社の藤﨑さんは、この西さんとの「納得を確かめ合う言語ゲーム」に最初から参加して下さり、本書を世に出す道筋を拓いて頂きました。皆さんに心から感謝いたします。

エピローグの「私」を支える「彼」や「僕」の思いのように、私の本書執筆は、私が救命し得なかった多くの亡き人たちの思いに支えられています。その方々の霊安らかならんことを願い、本書をそのご霊前に捧げたいと思います。

二〇一二年六月　　　　行岡哲男

【新装版への追記】

英語のmedicineは、医学と医療の両方の意味を担い、やや曖昧です。著作では、日本語の医学／医療を使い分けています（医学：人体の構造・機能さらに生命の謎の探究が中心。医療：人の健康追求の営み）。もっとも、二一世紀は全期間を通じ英語の様に、医学と医療の境界は曖昧になると思います。でも、この本では両者を分けるのが得策だと、今も確信しています。本書は、医学と医療を現象学で、読み解く最初の試みです。

再版の企画では、表題も、本文もそのままで、手付かずでお届けします。勿論、最初の刊行時から医療・医学そして哲学・現象学は進歩しています。本書の試みをご検討頂くには、オリジナルが良いと思います。その意味でオリジナル版を、お届けできることを、私も嬉しく思っています。

二〇二三年一一月　行岡哲男

著者
行岡哲男（ゆきおか・てつお）
1951年、大阪府生まれ。東京医科大学名誉教授。東京医科大学病院院長、日本救急医学会、日本熱傷学会の会長・代表理事を歴任。米国熱傷学会Evans教授記念賞受賞。米国外傷外科学会・名誉会員。

※本書は『医療とは何か——現場で根本問題を解きほぐす』（河出ブックス、2012年8月、小社刊）を単行本として新装したものです。

医療とは何か——現場で根本問題を解きほぐす

2012年8月30日　初版発行
2024年1月20日　新装版初版印刷
2024年1月30日　新装版初版発行

著　者　行岡哲男

装　幀　天野誠（magic beans）

発行者　小野寺優
発行所　株式会社河出書房新社
〒151-0051
東京都渋谷区千駄ヶ谷2-32-2
電話03-3404-1201（営業）
　　03-3404-8611（編集）
https://www.kawade.co.jp/

組　版　株式会社キャップス
印刷・製本　中央精版印刷株式会社

Printed in Japan
ISBN978-4-309-25466-1